理論疫学者・西浦博の挑戦

新型コロナからいのちを守れ!

西浦博

聞き手 川端裕人

中央公論新社

はじめに

西浦 博

2020年の新型コロナウイルス感染症流行によって、読者の皆さんの生活が様変わりしました。そのことを皆さんが一切予想されていなかったのと同様、私自身も、2020年初頭からの半年がこのような激動の日々になるとは、一切想像していませんでした。霞が関に詰めて働く、くらいのことはあると思っていましたが、ある日気付いたら、戦時状態のような緊張と責任に満ちた環境に放り込まれ、寝る間を惜しんで働くことになり、専門家会議に協力してデータ分析をして会見に出たところ、一時的にキムタクよりも露出が多い状態になってしまいました。

霞が関や新橋の街を歩けば、20~30人に1人のサラリーマンから「先生、頑張れよ」と激励をいただき、第一波の後にラーメン屋に行けば、色紙に「8割おじさん。おいしかったです」とサインを求められ……。いわゆる「時の人」になるというのはこういうことかと身をもって理解したのですが、それよりもなによりも、専門家として、世界的流行を引き起こした新興感染症流行に対峙して遅滞なくデータ分析をすることが求められる、きわめて貴重かつ重要な時を必死に過ごしたのでした。さらに、専門家として発出するプロとしての役割がさまざまな社会経済活動にも影響したことから、一部の方からは厳しい批判を受けることになります。普段、マラソンをしてメンタルトレーニングをしていなければ、また、人としてもっと未熟だった若手の頃だったら、この事態を切り抜けることはできなかったであろうと思うくらい、大きな精神的負荷が掛かりました。
しかし、第一波の流行を走り抜く中で、いくつかの大切なことに気付かされました。

一．自らの研究者としての実力は確かであり、それを役立てられること。

マニアックな研究者として、私は実力第一であることを最も重要視していて、普通よりもストイックな傾向があります。さまざまな有形無形のことを言われる中ではありましたが、きちんと分析して能力を発揮することを第一の目標に据えてきました。

二．人間として誠実であること。

社会が注目する事態で露出をすると、往々にして化けの皮が剝がされます。私が裸にされるのは仕方のないことです。本書で記すように、純理系バカであるがゆえに、さまざまな点でコミュニケーション問題に行き当たりました。しかし、失敗を重ねながらも、人間として本質的に誠実であることを忘れずに行動するようにしました。

三．家族とお世話になっている知人に支えられていること。

流行を通じて、妻と子どもがこんなにも愛おしい大切な存在であると、改めて強く認識させられました。妻から毎週段ボールで届く洗濯物と子どもたちからのエールの手紙があったから、延々と続くホテル暮らしを切り抜けられたのです。また、数理モデルや感染症研究の同僚や先輩、中学から大学までの友人は、有言無言のエールを送り続けてくれました。近しい方々に支えられて今の自分があるのだな、と実感しました。

生活様式の見直しさえ社会に示唆するような事態を走り抜けている以上、それを記録に残すことは自らの責任であると考えました。本書は私の視点から見た、あくまで西浦目線のドキュメントとしてまとめたものです。勝手な私の想いもあるかもしれません。しかし、事実には齟齬がないようにしたつもりです。

新型コロナ研究が盛んに進む中、私ひとりでは書き切れないこともありましたし、感染症疫学の常識的な話も、物書きのプロフェッショナルに噛み砕いてもらった上で、わかりやすい形で読者の皆さんに提示するのがベストと考え、かねてより存じ上げてきた作家の川端裕人氏に聞き手を務めていただきました。また、中央公論新社の山田有紀さんには、編集者として、この本の企画から出版まで、お力添えをいただきました。

川端さんと山田さんを相手にＺｏｏｍを何度も繋いで作り上げたこの書が、歴史的ともいえるこの感染症との格闘の記録として残ることを嬉しく思っています。「次」を考える上での基礎資料となり、そして、たくさんの読者にお読みいただくことで、この国の危機管理を考える一助となれば、と願っています。

目次

本書は西浦博・川端裕人の共同著作です。

構成／川端裕人
プロローグ・コラム執筆／川端裕人
装幀／bookwall
本文デザイン／小出正子
図表作成／ケー・アイ・プランニング

理論疫学者・西浦博の挑戦
新型コロナからいのちを守れ！

第1章 はじまりの時

プロローグ　武漢の生鮮市場から解き放たれたもの

２０１９年12月31日、北海道大学の西浦博（大学院医学研究院社会医学分野・教授）は、大晦日であるにもかかわらず、福岡県行橋市の妻の実家から、研究にかかわるメールをまるでチャットのような頻度で打ち続けていた。

メールの相手は、東京都新宿区にある国立感染症研究所・感染症疫学センターの鈴木基センター長。感染症のサーベイランスや、感染症情報の収集・分析・提供、対策の立案などを行う、国の感染症制御の要ともいえるセンターの長に、この年、就いたばかりの俊英だ。年齢が近い西浦にとっては、本音で語りあえる研究・実務のパートナーでもある。

話題になっていたのは、新興感染症の流行だった。中国・武漢の生鮮市場で新しい感染症が発生しているという。それも、重症の肺炎を起こすウイルス性感染症で、未知のウイルスによるものらしい。これまでにも断片的な「噂」があったものの、この日、中国の武漢市衛生健康委員会がメディアに発表し、それをＷＨＯ（世界保健機関）の現地事務所が確認して報告したことから、世界が知るところとなった。

武漢の生鮮市場は、「海鮮市場」と表記されるため、海産物が取引されている、とイメージする人が多いかも知れない。しかし実際には、広く生鮮食品を扱い、さらには野生動物が、食肉として、あるいは生きたまま売られている場合もある。つまり、いまだ人類が知らない未知の感染症が、野生動物を介して飛び出してくる環境としては非常にリアリティがあった。また、コロナウイルスによる肺炎というのも、2003年に流行した重症急性呼吸器症候群（SARS）、12年以降に流行している中東呼吸器症候群（MERS）を思わせ、まさにありそうな展開といえた。

鈴木が「どう思う?」と問い、西浦が「今はウェットマーケット（生鮮市場）に限定されているようです」と独自の研究者ネットワークから得た情報を提示して、この時はひとたびやりとりを終えて年越しとなった。

事態がふたたび動き出すのは、正月明け、1月7日のことだ。

現地からの情報流出があり、また、タイにも疑いがある感染者が出たという情報が入ってきたことから、やりとりするメールのトーンが急に真剣味を帯びた。「中国のサーベイランスは相当進展したと聞いていたけれども、変わっていないんじゃないか（情報を隠しているのではないか）」「生鮮市場で野生動物から直接感染したのではなく、ヒトからヒトへとうつっているのではないか」「WHOは、ヒト・ヒト感染について、根拠がない、観察されていないと言っているが、もうすでにヒト・ヒト感染で市中に広がっているのではないか」等々。

1月10日ごろにもなると、日本でも、疑い例とされる患者が、国立感染症研究所に隣接する国立国際医療研究センター病院（新興感染症に対応可能な病床とスタッフを兼ね備えた3次医療機関で、「どのような感染症も診断できる」体制を整えている）に続々と診察を受けにやってきた。1月14日にはタイで中国外で初めての感染者が確定診断され、16日、日本での最初の症例が確定されるに至って、西浦と鈴木の間のメールは、もはや分単位での素早いやりとりになっていく。二人が新興感染症の流行を悟った瞬間だ。

この時点で武漢にいるとされていた感染者は41人のみ。一方で、海外で診断されて報告された感染者はタイと日本に1人ずつ。武漢に41人しか感染者がいない状態で、海外にランダムに人が出て行ったとして、2人がすでに感染して見つかるというのは常識的に考えてもありえない。なので、武漢では相当の人が今の時点で感染している可能性がある。

こういった直観的な理解を裏付けるため、西浦は自家薬籠中のものである「空間的逆計算」という手法を使う。海外で見つかったのが2例だとして、中国とタイ、日本との間を行き来する人たちの数のデータから考えて、今、武漢にはどの程度の感染者がいないと説明がつかないか、誤差の範囲も含めて推定できる。その結果、やはり「もはや数十人ではすまない」ほどの感染者が出ているはずだということが明らかになった。【図1】を見ると、日本での診断時の中国の感染者数の推定値は、2行目にあるように846人（95％信頼区間141－2614）だった。

ヒト・ヒト感染が起こって、流行が拡大している感染症が武漢にある――そういうことが、この時点で、確実になってきた。

事態の進展とともに、鈴木基センター長は、厚労省からの呼び出しを受けることが多くなる。西

【図１】中国からの輸出感染者とそこから推測される中国内の推定患者数

感染者が見つかった地域	入院日	報告日	累計人数	中国の推定感染者数（95％信頼区間）
タイ	1月 8日	1月14日	1	423（計算不能,1863）
日本	1月10日	1月16日	2	846 （141, 2614）
タイ	1月13日	1月17日	3	1270 （316, 3292）
韓国	1月19日	1月20日	4	1693 （526, 3933）
台湾	1月19日	1月21日	5	2116 （759, 4548）
アメリカ	1月19日	1月21日	6	2539（1009, 5145）
タイ	1月19日	1月22日	7	2962（1273, 5729）
タイ	不明	1月22日	8	3385（1547, 6302）
シンガポール	1月22日	1月23日	9	3809（1830, 6866）
ベトナム	1月22日	1月23日	10	4231（2121, 7423）
ベトナム	1月22日	1月23日	11	4655（2418, 7973）
日本	1月22日	1月24日	12	5078（2720, 8517）
韓国	1月22日	1月24日	13	5502（3027, 9057）

出典：Nishiura H, et al. J Clin Med 2020;9:330

浦は「これを計算してほしい（研究してほしい）」という要望を受けたり、逆に「こういう計算（研究）ができる」と提案したりするやりとりを矢継ぎ早に続けるうちに、鈴木からとある要請を受けた。

――どうやらこれから本当に流行になって、日本にも感染者が訪れるのは間違いなさそうです。北大の西浦研から、何人かの手練《てだれ》を出して、感染研に張り付かせてもらえませんか――。

西浦は快諾し、東京に出るラボメンバーの選定に入る。東京に生活拠点（家族）を持っている博士課程の大学院生、小林鉄郎と吉井啓太、そして、前々から前線でのオペレーションを経験したいと希望していた同じく博士課程の留学生、ナタリー・リントン。ちょうど都合がよいことに、この3人は、それぞれが抱えていた論文など、研究上のタスクも一区切りがついたところだった。そこで西浦を含めた4名で、急遽、上京することにした。

のちにクラスター対策班につながるチームの初動であり、およそ4ヵ月にわたる東京での緊急対応の始まりだった。

1

ダイヤモンド・プリンセス部屋にて

感染症の数理モデルという研究分野

僕自身、感染症の数理モデルが専門で、突発的な感染症の流行があった時に、感染性を推定したり、致命リスク（いわゆる致死率）を推定したりするような研究をずっと続けてきました。

日本では流行しませんでしたけど、２０１５年に韓国でＭＥＲＳ（ＣＯＶＩＤ-19と同じくコロナウイルスによって起こる感染症で、ラクダとの接触をきっかけにする）が流行った時や、18年にコンゴ民主共和国でエボラ出血熱の流行があった時は、普段やっている感染症の研究をぴたっと止めて、ラボを挙げて「集中する一ヵ月」をつくって研究を進めました。それによって、世界に負けないスピードで、かつ質も高く、致命リスクだったり感染性だったり、対策の鍵になるような感染症の特徴を明らかにしたのです。

そして、こういった研究を、自分たちの社会の中で役立てられる時にちゃんと役立てたいという気持ちが強く、国立感染症研究所とのコラボレーションをとても重要視してきました。

だから、今の所長の脇田隆字先生や、一緒にクラスター対策班に参加することになる感染症疫学センター長の鈴木基先生はもちろんのこと、鈴木先生の前任者の大石和徳先生の頃から、「もし突発的な感染症の流行があった時は、僕たちはチームを挙げて感染研に行って、感染研の駐車場でテントを張って暮らします。それで、ほかの国に負けないスピードと質で、流行対策に役立つ研究を一緒に出していきます。このチームが必要な時には、感染研の一部だと思ってもらえれば」というふうに言ってきました。

もちろん、これは冗談半分の表現ですが、いざという時に役に立ちたいというのは本当の気持ちで、大学との間にメモランダム（覚書）を結んでもらうよう働きかけをしていました。単に研究班レベルで結び付いているだけではなく、契約してください、と。そんなふうに、非常時には感染研と一緒に働く計画を、以前から水面下で進めていたのです。

さらに、日本医療研究開発機構（AMED）の研究費を付けてもらって、その中の研究課題にもしてきました。公的な機関と数理モデルの研究者が、緊急時に一堂に会して一緒にデータ分析をして、日本では人的なリソースがとても脆弱な中ですが、若手に経験を積ませながら、突発的な流行に立ち向かう、というスキームです。

コラム　ＡＭＥＤの研究費

西浦が言及した研究費とは、２０１４年に厚生労働科学研究費として開始したもので、２０

１５年以降は新たに発足したＡＭＥＤ（日本医療研究開発機構。これまで文部科学省、厚生労働省、経済産業省が、個別に支援してきた医療分野の基礎研究から実用化の流れを、一本化して行うもの）の研究費として、以降３年ごとに継続的に更新しつつ実施してきたものだ。２０１７年から３ヵ年の課題名は「感染症対策に資する数理モデル研究の体制構築と実装」で、「感染症対策の考案に資する数理モデルを利用した研究実装を行い、国際的に許容される質を担保しつつ活用事例の経験を積んでいく」と、まさに今回のＣＯＶＩＤ-19を予見したかのような目標が掲げられていた。

17年度中には、エボラ出血熱、中東呼吸器症候群（ＭＥＲＳ）、デング熱などの新興再興感染症発生時にリアルタイム研究を実施し、主要な疫学的指標の推定を行った。ここで言う、主要な指標というのは、感染時の致命リスク、基本再生産数（および、その時々の実効再生産数）などだ。また、感染症モデルによる流行予測等、のちのちＣＯＶＩＤ-19でも話題になるテーマも見られる。

さらには、「厚生労働省はもちろん国立感染症研究所や国立国際医療研究センターとの共同研究を積極的に推し進める」「若手研究者の育成に取り組む」ことなどが大きな目標とされており、この枠組が今回大いに役立った。

最初の数百人を徹底的に分析するＦＦ１００のキックオフ

実際にラボメンバーを連れて東京に行く前の話をもう少ししておきます。

1月中に、これはパンデミックになるだろうと確信を持てる情報が続々と入っていました。僕は、昔、香港大学に所属していたのですが、香港時代の同僚たちが連絡が取れないぐらい忙しく、中国ＣＤＣ（中国の疾病予防管理センター）にやたらに出張しているんです。おまけに香港大学で仲が良かったウイルス学の先生が、なぜかいちはやく武漢に入っていました。２００３年にＳＡＲＳのウイルスを見つけた研究グループの先生で、その彼が武漢から「これはＳＡＲＳでもないし、普通のコロナウイルスでもない」と匂わすようなことを言い始めていたんです。これは来るな、と思いました。それで、僕はインパクトファクターが比較的高い学術誌（"Journal of Clinical Medicine" 以下、ＪＣＭ）の特集を自分で作り、海外にあるデータをまず分析しました。これが、1月にやっていたことです。

そして、1月末になると、日本のデータを分析しなければ、ということになっていきます。1月29日に武漢からのチャーター便が帰ってくる前の時点で、ＦＦ１００会議を開いてください、と僕からお願いしました。ＦＦ１００というのは、09年のＨ１Ｎ１パンデミックの時にイギリスで始まったもので、First Few Hundred（100）の略語です。なにか感染症の流行が起きて、それが大規模化していくかもしれない時、最初の数百人に関して、ものすごく頑張って接触を追跡して研究します。潜伏期間であったり、シリアルインターバルすなわち発症間隔といって、1人目（感染源）が発病してから二次感染者が発病するまでの期間であったり、あるいは年齢的な特異性であったり、どんな人がリスクが高いのか、といったような特性を明らかにするためです。

日本で行おうとすると、接触者を追跡している感染研と、統計学的な推定ができるモデラーである僕たちの研究室の二つが必須です。感染研からは、所長、副所長と、PCR検査をずっと頑張ってくれている感染病理部の鈴木忠樹先生など、実験医学専門のメンバーにも参加をお願いしました。さらに都内の臨床側の人たちにも声かけをしています。たとえば、国立国際医療研究センターの大曲貴夫先生（国際感染症センター長）、忽那賢志先生（国際感染症対策室医長）、東京都立駒込病院の今村顕史先生（感染症センター長、感染症科部長）、聖路加国際病院の上原由紀先生（臨床検査科部長）など、都内で感染者を受け入れることになる病院の先生方です。チャーター機で武漢から帰ってきた人たちの中には結局13人、感染した人がいたんですが、その後も続々と来ることになるだろうからデータをしっかり取りましょうということで、FF100のキックオフミーティングを1月末に開いて、それまでに分かっていることを共有し、意思統一をしました。

FF100の調査票は、水面下ですが作成できていました。海外で公表された調査票を日本語に訳して、追加で再生産数や家庭内伝播の推定について検討したものを作っていたんです。実行するための課題として、感染症法の下で実施される接触者追跡調査の調査用紙にひっつけて情報収集したり、あるいは、臨床医の先生に聞き取り依頼をしたりといったことがどこまでできるのか、調整段階の検討をしていました。結局のところ、武漢からのチャーター便の次にすぐにダイヤモンド・プリンセス号が来てしまい、一気に感染者がやってきたのでプロトコルができ上がる前に流行に突入してしまうのですが、流行に突入した後もそのネットワークの先生方とは密に連絡を取り合うことになります。

大臣との面会、そのまま〝ダイヤモンド・プリンセス部屋〟へ

そうこうしていると、国立感染症研究所所長の脇田先生から厚労省で大臣に会うように言われました。厚労省で一度、大臣に紹介するので、レクチャーをするようにと。これには、いろいろ背景があるんですけれども、一番大きなのは、個人情報に触れるための手続きが必要だったからです。感染症は感染症法という法律で、人権を守りながら感染を制御していく立て付けがなされています。ですから、感染者の個人情報、たとえば年齢、職業、住所といったものに触れるのは、公的な身分がないと無理なんです。私のような国立大学で働いているだけの人は、勝手に触ったり、分析して発表したりしてはいけないんですね。

また別のルートですが、厚労省の結核感染症課長から、このまま日本で流行が起こったらどれくらいの規模になるのか、どれくらいの病床を必要とするのかというシナリオの計算をしないといけないから、そういうシミュレーションを至急作ってくれという話をもらっていました。それらをや

るのがこの人なんですよ、という紹介を含めて、顔を出しなさいということで、初めて加藤勝信厚生労働大臣（肩書きは当時、以下同）に挨拶に行きました。これが2月16日のことです。

大臣室でミーティングする時には、大臣の左側に副大臣、政務官、事務次官、医務技監といった幹部の人たちが座って、その反対側には各部署の人が座って、文書を出しながら説明するという形式なんですが、それが終わった時に厚労省の医系技官のトップである鈴木康裕医務技監が、「ちょっと来てくれる？」と。案内されたのは、6階です。そこには検疫所の業務管理室があるんですけれど、その一角の狭い会議室が、〝ダイヤモンド・プリンセス部屋〟と呼ばれていて、そこに通してもらいました。厚労省としても当時はまだ極秘の部屋で、一緒に行った感染研の鈴木基先生も通してもらったことがないと言っていました。

それで、医務技監が、ここにデータがあるから分析してくれと言うんです。「分かりました」と言ったら、「じゃあ、あとは頑張って」と放置されまして、そのまま、僕とラボメンバーの3人は、感染研ではなく、厚労省のビルの中で分析をしていくことになったんです。

下船オペレーションの始まり

僕たちが本格的に分析を始めたのは、2月17日でした。

ダイヤモンド・プリンセス部屋のトップは武井貞治さんという国立がん研究センターからヘルプで来られている方がいて、医系技官が二人、データ入力などをしてくれる民間企業の方が3人、あとはいろんなところから3人くらい。そこに北大から来た僕たち4人を入れても、つまり12〜13人ぐらいです。本当に張りぼてのような環境ですよ。横浜のダイヤモンド・プリンセス号にいる現場の人たちとの間で無線がつながっていて、怒号が飛び交う環境の中でしたが、武井さんが温厚な方だったので助けられました。僕たちに余計なプレッシャーが掛かり過ぎないように、気を使ってくださっていたと思います。

そんなダイヤモンド・プリンセス部屋で、僕たちはものすごいスピードでやってくるオーダーに、ひたすら対応していました。民間企業の方が手作業でエクセルに乗船者やその中の感染者のデータを入れてくれるんですが、そのままでは分析できないことが多くて、本当に下処理みたいなことから自分たちでやっていましたね。

それに、やっぱりトラブルが起こるんです。分析していたら無線が入って、検査をした上で下船させないといけないんだけれども、どうも何人かの人を検査し忘れたまま下船させてしまったらしいとわかったり。あるいは、行動制限をしてからはみんな部屋の中にいるはずなのに、うまくルールを守ってもらえていない区画があるかもしれないとか……。そうすると分析の前提が変わってくるので、すごく混沌としていました。

おまけに1月20日に国会が始まっていましたので、質問に対する準備のために分析しなければならないことも多く、それを終えたら日付が変わっている、というようなことが続きました。朝8時には「登庁」していましたし、「何時までに結果が必要です」というオーダーを次々と受けて消耗

【図2】ダイヤモンド・プリンセスにおける感染世代別の感染者数

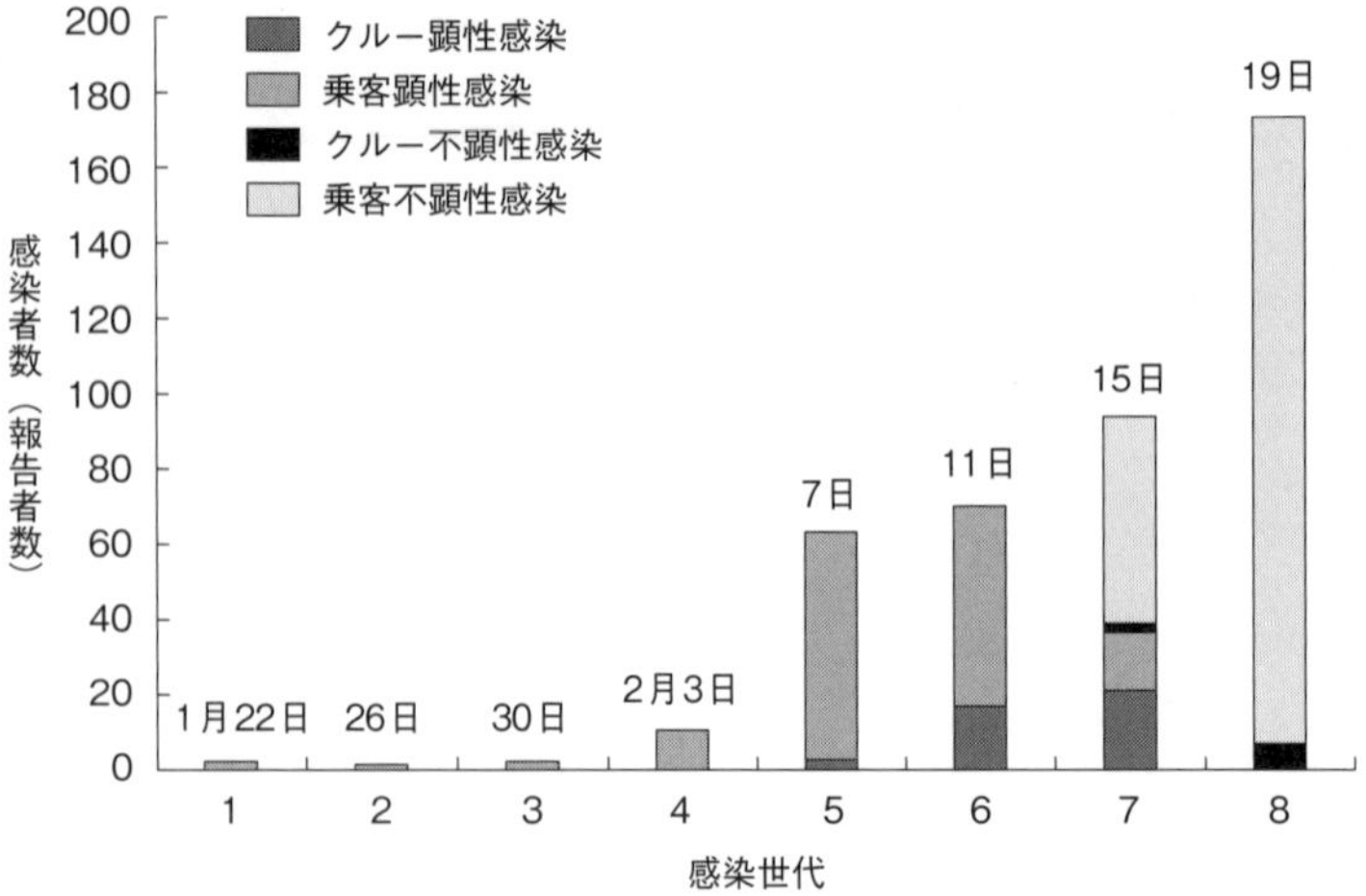

隣り合う感染世代は感染源と二次感染者の関係にある。
棒グラフ上の日付は当該世代に含まれる患者の最初の確定日

しながらデータ分析を続けるという、大学とは全く違う生活で、まあまあ大変でしたね。

ダイヤモンド・プリンセスを分析する

国会が始まってからは、資料をフォーマルに出す必要があり、官邸会議に向けて作るようになりました。

当時やっていた分析というのは、時間の限られた中でできる範囲の、本当に幼弱なものです。2月19日の官邸会議に、【図2】を研究フィードバックとして作成し、提供しました。

横軸が感染世代といわれるもので、それぞれの世代が4日ごとに感染者が入れ替わると考えて和を取っています。縦軸は、何人の感染者が出ているか。それが、乗客なのか、クルーなのかも分かるように区別してあります。

【図３】ダイヤモンド・プリンセスにおける実効再生産数

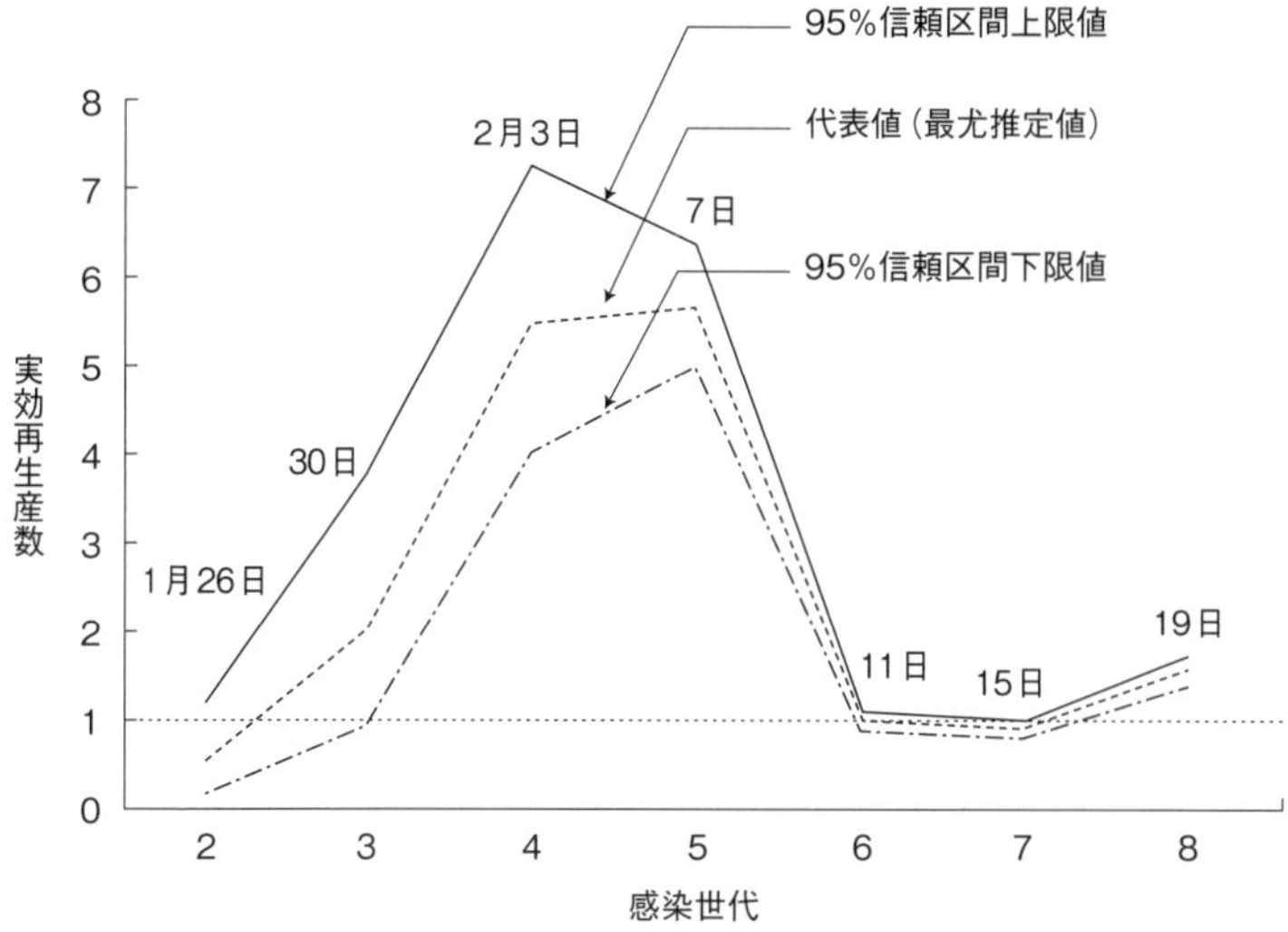

ダイヤモンド・プリンセスは３７１１名の乗船者がいたんですけど、そのうちの２７００名ほどが乗客で、残りはクルー。結構クルーも多いんです。

　その中で顕性感染と書いてあるのは症状がある人で、不顕性感染というのは、症状はないけどＰＣＲ検査で陽性と診断された人です。１月22日に最初のころの感染者がいて、１月後半ごろまで少しの人数で続いていきます（ただし本当の最初の感染者はどこで乗船したのか不明です）。感染世代が４世代目の２月３日は、横浜港沖に停泊中で、船内でＣＯＶＩＤ－19が流行していると分かってきた時です。

　５日から船内で移動制限していますけれど、そのころまでに乗客を中心に感染者が出ていて、その後、各世代で曝露された人が第５世代、６世代、７世代といわれているところで発病し始めています。一番、右端のところで大きくなっている白色の部分は、症状がないけれど、下船する時に陽性だと診断された人たちです。検査しないと下船できないので全員が検査を受けて、症状のない人を多く見つけたわけです。

ＰＣＲ検査の感度は完璧ではないので、実際の感染者数は何人いるのかというのは、ここには書いてありません。でも、推定はしていました。また、実効再生産数の推定もしています（【図３】）。５世代目に行くところで検疫が始まって、その次の世代から一気に減っているということが見られて、船内検疫は完璧じゃないけど新規感染者数を減らす効果があったことを示すデータになっています。

この直前の2月18日、感染症の専門家である神戸大学の岩田健太郎先生が船に入り、船内のゾーニングがきちんとできていないことを国際的に告発しました。個人的に仲の良い尊敬する臨床医ですが、船内でトラブルがあったことは、第三者として残念な話でした。彼はＣＮＮやＢＢＣに出演し、日本の対策はこんなにお粗末だと話をしたのです。その裏で僕たちは、完璧ではないにしても、船内の検疫で実効再生産数は減らせたという分析をしていました。ゾーニングとは厳密には別の問題です。僕と鈴木基先生が厚労省のプレスで話す後に、岩田先生のことに関するブリーフィングが入っていて、ものすごく沢山の記者さんが熱気を帯びてそのブリーフィングを待っていたけれど、僕たちの話はあまり聞いてもらえなかった、みたいなこともありました。

カーニバル社を訪ねる

研究として出版を期している分析内容があります。

ダイヤモンド・プリンセスは18階建てで、10階から14階あたりに主な客室があります。上の階に行くほど高級であると聞いています。そして、2階とか3階にクルーが住んでいる構造になっています。

当時、ダイヤモンド・プリンセス号の船内図をもとに、博士課程の小林君が、感染者がどこに出たかをプロットしてくれました。そして、それぞれの居室の番号を使って、新規に発生する感染者がどのように空間的に広がっているのかを調べてみたら、興味深い傾向が見えてきました。

客室には、ボンディングルームといって、複数の家族が行き来できるように打ち抜いている部屋があるんです。船の部屋に感染者をプロットしていくと、近接する部屋やボンディングルームを隔てて広がっているのではなく、同じフロアの中でも離れた部屋でバラバラに発病しており、さらに複数のフロアで感染者が出ていることが分かりました。とすると、これは、近しい人同士の間でじわじわと広がっている状態ではない。船の中でなんらかの理由で一斉曝露があったとか、空気中に感染粒子が出ているんじゃないか、つまり、この環境の中でエアロゾル（マイクロ飛沫）を通じて伝播したのではないか、と疑われます。あるいは、大道芸やパーティのような共通曝露の機会があれば、空間的に広く伝播が見られることになりますね。

もちろん、それだけではなくて、接触感染もあったと考えています。後々、国立感染症研究所が中心となって環境サンプリングをした研究論文でも、アメリカのCDC（Centers for Disease Control and Prevention 疾病予防管理センター）の研究員らが参画して環境サンプリングした結果でも、トイレの周り、ドアノブ、それから床、枕の口元付近のリネンからウイルスが出ています。これらは、感染経路を考える上でもきわめて重要な情報です。便からウイルスが出ていて、そのウイルスが吹き飛んでトイレ周り、シンクの周りにいっぱい見られたというのは、腸管で増えて糞口感染で家族が感染する仕組みがありうるということです。ノロウイルスみたいですよね。また、ドアノブから見つかるというのは、接触感染がありうるということを意味します。

また、リネンから出ているのは、唾液にウイルスが多く含まれているということの証左なんです。今はやっと唾液でもPCR検査できるようになりましたけど、この感染症はキスでも伝播しますし、感染者と枕を共にして寝るとすごく危ない、ということが分かったデータでした。でも、実際のところ、船内で大規模に感染が広がったのは、それ以外のルートで、それがエアボーン（空気感染）なのかなんなのかというのは、結局藪の中です。

そして、その時点で分かっていた範囲での話を、ダイヤモンド・プリンセスの運営会社にも共有してもらいたくて、JR有楽町駅京橋・中央口からちょっと歩いたビルに入っている事務所を訪ねました。WHO（世界保健機関）の専門家に仲介いただいたのです。幹部社員の方が集まり、話を聞いてくれました。そして、英語で丁々発止の議論をしている間に、ウェブサイトには出ていないクルーのスペースも含めた船内図を提供してもらえました。区画によって、ここはレストランのボーイさんたち、この区画は船を動かしているクルーメンバー、こちらは大道芸を手伝う人など、職種によって色分けされているんですよね。この船内図が分かったことで、さらにしっかりとした分析ができました。大学や国の研究メンバーだけで研究するのではなく、船の管理側の組織も含めた上で、詳しい情報をそろえて報告するという共同作業ができるまでになったのです。義務的な仕事でしたが、このような出会いがあったことで、皆で協力してできる限りの事実を明らかにしていこう、という方向に進んだのです。

この時期には、こういったことをやりながら、アメリカの保健福祉長官と加藤大臣や、ＣＤＣ所長と鈴木医務技監の電話会談に立ち会ったり、ＣＤＣから来た環境サンプリングの専門家の応接対応をするなど、とても濃密な時間でした。米国大使館やＣＤＣの研究者は「あなたたちの感染制御の能力で大丈夫なんですか」と率直に心配すると同時に、疑いの目で見るので、厚生労働省の国際課の方が必死に対応している状況でした。こちらがデータにアクセスしていると知ると、“What can we do for you ?”、「僕たちがなにを君たちにしてあげられるかい？」みたいなことを、２時間の会議の中で、10回以上聞かれました。僕からは実効再生産数の表を見せたりして「こんな分析をしていて、制御ができているんだ」「今はアンダーコントロールの状態で下船しているんだ」と説明して分かってもらったりしていました。

コラム

ダイヤモンド・プリンセス

豪華客船ダイヤモンド・プリンセスにおける集団感染は、２０２０年2月、世界の関心を集めるニュースとなった。武漢から始まった中国本土での流行が一段落しつつあった時期だったこともあり、とりわけ上旬、中旬において、国際的な注目を浴びていた。ＣＮＮやＢＢＣといった国際メディアが連日、日本の対応を批判的なトーンで取り上げており、日本国内でも批判は大きかった。

時系列を確認しておく。

最初の感染者が報告されたのは、２月１日のことで、横浜で乗船して香港で下船した乗客が、香港で下船後に受けた検査で陽性となったものだった。この患者の陽性が確定した時点で、ダイヤモンド・プリンセスはすでに洋上にあり、２月３日には横浜に帰港、そこからの対応は日本側が行うことになる。

２月４日、３７１１人いた乗客と乗員のうち、濃厚接触者などを中心に２７３名を検査したところ、翌5日に結果が出ただけでも10名が陽性であると分かり、移動制限をともなう船内検疫が実施されることになった。症状がない乗客・乗員を含め、全員が14日間、船内の自室にて待機するというのが基本コンセプトだ。

その後、公的な情報公開が遅れる反面、船内の乗客らからネットを通じての訴えが発信されるようになり、船内の劣悪な環境や日本政府の対応が批判された。2月18日には、神戸大学の感染症専門医岩田健太郎が船に乗り込み、「グリーンゾーンとレッドゾーンがぐちゃぐちゃ」と批判し、国際的な問題に発展した。

乗客の下船は2月19日に始まり、23日までかけて完了した。また3月1日までには船長を含め全員が下船し、世界の注目を集めた豪華客船の集団感染は終幕となった。最終的にダイヤモンド・プリンセスの集団感染で感染した人は712人、亡くなった人は13人となった。下船後の二次感染はなかった。

西浦とラボメンバーは、この下船オペレーションに、2月17日から参加し、データ分析を担当した。感染研の鈴木基とともに記者会見にも出席し、厚生労働省としてのデータ分析の結果を説明することも多く、この時点で数理モデルの使い手である西浦の存在を知った人も多いだろう。

西浦は、リアルタイムでの簡易的な分析で、まずは2月5日以降の船内での自室待機に効果があったことを見出した。普通に船内パーティなどが開かれていた4日までに対して、4日以降は、実効再生産数が1を切ったことが分かったのである。また、2月29日付の論文（JCMに掲載）では、逆計算と呼ばれる手法で、船内での移動制限が実施されなかった場合に発生したはずの罹患者数を推定している。

結論は――

2月5日以降の船内の移動制限をしなかった場合、2139人（濃厚接触ありの人／1373人、濃厚接触なしの人／766人）の新たな感染者が出たはずが、実際には、149人（それぞれ102人と47人）に留まった。

――である。

必ずしも万全ではなかったものの、感染対策としては、一定程度、機能したという評価だといえる。

大臣から電話がかかってくる

そんなことをしつつも、国会では、データがちゃんと出せていないんじゃないかとか、判断に瑕疵があったんではないかという追及の嵐でした。それに対して厚生労働省の中でも検疫所の業務管理室と国際課のメンバーが中心になって必死に対応をしており、僕たちは、今はこういう状況です、ときちんと説明するためのバックデータを提供する役割を担っていました。

厚労省のビルの10階にある大臣室に呼ばれることも増え、相談事がある時は15分以上時間を取ってくれるようになっていました。「このまま乗客に下船してもらったとして、下船時の検査では陰性でも、下船後に発症する人は何人くらいいるだろうか」などと聞かれると、すぐその場でカチャカチャとパソコンで計算して、「ゼロから数十人の範囲ですが、10人くらいじゃないですかね」と答えたり（実際は9人が下船後に発症）、そういうことを繰り返しやりました。

そうすると次第に大臣から直接電話をいただくようになります。もちろん、最初は驚きました。2月半ばのある日の深夜、知らない電話番号から着信があり、「加藤でございます」と言われて、「はい？　どちらの加藤さまですか」と聞き返しました（笑）。「厚生労働大臣の加藤でございます」と言われてはっとして居住まいを正しました。

それ以降、「あの時のリスクなんだけどもどうなの？」というような質問に、深夜に答えるのが普通になっていきました。担当部署の大臣というのは忙しい生活の中、ほんの数時間、眠る時間以外は、一日中流行対策に奔走し、時間が空いたところで本当に重要と認識している用件について電話で確認作業をされるわけです。加藤大臣を見ていて、超人的な体力と精神力がないと厚生労働大臣は務まらないと実感しました。

ダイヤモンド・プリンセスの感染者がこれ以上増えないのか、検疫が本当にうまくいっているのか。僕が分析した結果、2月5日以降、実効再生産数がしっかり減って、新規感染が減っていますと伝えた時は、純粋に喜ばれていました。「数理モデルはこういうことが示せるんだな」ということを電話口でおっしゃり、率直に嬉しい思いがしました。こういったやりとりを通じて、数理モデルの専門性を大臣が知ってくださったことが、後につながったと感じています。

緊急対応センターを作ろう！

厚労省の2階には、厚労省講堂という、体育館みたいなところがあります。医師のキャリアがある人なら、一生に一回だけ、医師国家試験の発表で、自分の番号があるかどうかを見に行く場所です。僕自身もちょうど発表時にチャンスがあって見に行ったことがありますけど、その講堂が、厚労省の新型コロナウイルス感染症対策本部になりました。ものすごい数の長机を並べ、300人ぐらいのスーツを着た職員がノートパソコンと向き合っていて、もうその部屋に入るともわっとした熱風が流れてくるような状況です。みんなカチャカチャなにか打っていて、誰かがどこかで電話でけたたましく話していたり、会議で怒鳴り合っていたりするような雰囲気でした。

2月22日の午前中、その講堂で、医療提供体制について話し合っていたところ、僕を見つけた鈴木医務技監が近づいて来られました。そして、感染研の脇田先生、鈴木基先生、東北大学の押谷仁先生の3人を至急呼んでくださいと言うんです。大臣から話があって任務を頼みたい、と。

COVID-19に対する、エマージェンシー・オペレーティング・センター（EOC）、いわゆる、緊急対応センターみたいなものを厚労省の中に作りたい、とのことで、僕はあわてて、押谷先生にメールを打っています。押谷先生とは、もうその時点で、北海道で始まった流行についてのやりとりをしていましたが、携帯電話の番号は知りませんでした。それで「エマージェンシー・オペレーティング・センターを設置する案が、医務技監から来ています。電話したいのですぐに携帯番号を教えてください」という内容でした。

するとすぐに押谷先生からはドライに電話番号だけが返ってきて、その携帯に電話をすると、この日は土曜日でしたから、「もうビールを飲んじゃった」と言うんです、すごくかわいい感じで。押谷先生は、時々、かわいい感じで言うんですよね。それでも、「いいから来てください」と言ったら、本当にふわっとなりながら会議に出てきてくれました。

大臣は講堂まで降りてきて、「専門家の皆さまに揃っていただいて、緊急支援チーム、エマージェンシー・オペレーティング・センターを作るので、皆さんには中心的な専門家として流行対策をアドバイスしてほしい」「特にデータ分析を中心にやりましょう」ということを言われました。ですから、クラスター対策班を作る発想自体は加藤大臣からなんです。データ分析が根拠に基づく対策立案にとても有効だから、それを使ってしっかりやっていこうということでしたね。

押谷先生は招集されたことに関して、ポジティブに捉えてとても喜んでいらっしゃいました。評価されるととても素直に喜ばれるので、僕も嬉しい気持ちになりました。

実は、当日の朝、厚労省と専門家会議の立ち位置に関してちょっとした摩擦があったんです。副座長の尾身茂先生たちが独自で取材に応じて、「これから一、二週が瀬戸際である」という国民に向けてのアナウンスを収録しました。専門家の判断によるものでしたから、行政組織としての厚労省は驚いたわけですね。専門家の現状分析を遅れなく国民に伝えないとこの流行のスピードにはついていけない、と考えた専門家会議の何人かが、自分たちで語りかけていくことをその時に決めていたんです。そんな中で、厚労省側も緊急対応の大切さを認識していった時期だと思います。

コラム　専門家会議（とクラスター対策班）

西浦がダイヤモンド・プリンセス部屋にて分析を始めたのとほぼ同時期に立ち上がった「専門家会議」の成り立ちについても見ておく。

まずは、厚労省の新型コロナウイルス感染症対策本部に「新型コロナウイルス感染症対策アドバイザリーボード」が設置され、2月7日と10日の2回にわたって開催された。その後、内閣に設置された新型コロナウイルス感染症対策本部の下で、新型コロナウイルス感染症対策専門家会議に改組し、2月14日の初会合以降、日本の新型コロナウイルス感染症対策の科学的な分析と助言を政府に対して示す重責を担い続けた。

座長は国立感染症研究所の所長、脇田隆字、副座長はかつてWHOの西太平洋地域事務局長を務めた尾身茂。クラスター対策班の西浦は、正式メンバーではないが、「座長が指定する者」として、アドバイザリーボードが改組されて専門家会議となった2月14日以降、レギュラーの出席者になった。

専門家会議は、その後、存在感を増し、「第一波」を乗り切るまでの間、流行対策の羅針盤となり続けるわけだが、その際、クラスター対策班との位置関係が見えにくいと感じた人も多かったようだ。専門家会議自体、後に西村康稔経済再生担当大臣が「法律に基づくものでなく、位置付けが不安定だった」と述べたように、位置付けが分かりにくいものだったし、クラスター対策班はそれに輪をかけて、急ごしらえの組織だった。しかし、構成員を重複させつつ、役割分担もしばしば混淆《こんこう》しつつも、感染制御のために機能したことに疑問の余地はないだろう。

クラスター対策班は、疫学調査を統括し、みずからデータを収集し、分析し、その結果得られた知見から導かれたリスク管理上の提言をする。専門家会議は、そういったデータ分析や提言を踏まえた上で内閣に対して助言を与える。その際、データ分析の西浦も、リスク管理の押谷も、みずから専門家会議に出席して、双方の議論をシームレスにつなぐことができた。それゆえ、「クラスター対策班」という実務を中心にしたグループと、「専門家会議」という助言のための組織が一体に見えたことは否めない。

さて、そのような背景があった上で、厚労省で組織されたクラスター対策班のモデルは、「エマージェンシー・オペレーティング・センター」だとされる。感染症の分野では、2009年のH1N1パンデミックで、アメリカのCDCが、全米各州の疫学専門家をCDC本部があるアトランタに集め、指揮系統を確立した上で、ブレインとしての役割を果たした事例が知られている。クラスター対策班は、そこまでの規模ではなく、また政策決定に関する明確な権限はなかったものの、厚労省の意思決定に近い部分に入り込んだ、日本の専門家のドリームチームといえた。

2 クラスター対策班ができた！

厚労大臣の発案とはいえ、クラスター対策班の実現には壁が立ちはだかった。西浦自身、公私にわたって懸念材料を抱える中で、組織編成上の難題が生じ、ぎりぎりまで鍔迫《つばぜ》り合いが続いた。急ピッチで準備を進めながら、最後まで落としどころを模索し、なんとかクラスター対策班が正式に船出する。

家庭が大変なことになった

僕たちが下船オペレーションをしている間にも、クラスターが日本で多発し始めていました。ダイヤモンド・プリンセスは、いうなれば日本が残念ながら負ってしまった「最初の大きな借金」ですが、そうこうしているうちに、日本の各地で水面下で流行が拡大していたんです。それがやっぱり中国の武漢を起点にしているとわかるものが多いんです。中国人観光客を起点にしていたり、あるいは日本人で中国に渡航した上で曝露を経験して帰ってきて起点になったり、というのが、2月中にも相当数にのぼっていたんですね。

その裏で、個人的なことになりますが、実は僕の家庭が大変な状況になっていました。2月の時点で、僕の妻が北海道の初期の感染者の濃厚接触者だったと分かりました。それで、2月20日くらいから発熱して咳が出始めます。PCR検査では陰性だったんですが、インフルエンザも陰性で、かなり怪しい状態でした。

ちょうどその頃、押谷先生から「濃厚接触者には二次感染者が少ない、どうしてかな」という内容のメールが来ていて、「いや、実はうちの妻も濃厚接触者なんですけど、発熱したんですよね」と伝えたら、本当に心配して妻に直接電話してくださいました。感染していた場合を想定して、いろいろアドバイスをくださって……。

うちは子どもが3人いて、小学生2人と、保育園児です。おばあちゃんに来てもらい、子どもたちの世話をしてもらうことになったのですが、家の中で棲み分けても逃げ切れないかもしれないので、一時的にホテルを借りて、妻と一番下の子が移るのはどうか、という話になりました。そうこうするうちに、一番下の子も熱が出てきたので、結局、おばあちゃんに小学生2人を連れて少し外れの温泉旅館に行ってもらって乗り切りました。

押谷先生は「立ち上げ時期だけど、無理せず北海道に帰っていいんだぞ。西浦さんの奥さんから二次感染者の始まりとは、神様はなんという試練を与えるんだ」と心から心配してくださいました。私と妻で話し合った結論は、妻や他の家族が軽症である限りはこの態勢を維持する、ということでした。一貫して軽症で、のちのPCR検査も陰性だったので、こういう選択肢を取り続けることができたのですが、ヒヤヒヤしどおしだったのです。

マニラに行かなければならなかった

また、加藤大臣から呼ばれて新たな任務を頼まれた日の午後から東京を出て、僕は3日間、フィリピンのマニラへ出張の予定でした。マニラには、WHOの西太平洋地域事務局があって、そこの地域事務局長は葛西健先生です。このポストは、尾身先生が以前、経験したものですね。そして、僕の研究室から葛西先生のところに、新型コロナウイルス感染症対応のために1ヵ月間、短期専門家として2人のメンバーを派遣していたんです。博士号を取ったばかりの博士研究員、木下諒君と、修士課程を終えてMPH（公衆衛生学修士）になったばかりの保健師、安齋麻美さんです。彼らがマニラで至急任務としてモデリング研究を受注する中で、元気よく軌道に乗せて仕事をやれているのか見に行く必要がありました。

それで、加藤大臣からの意向を聞いた後、すぐにダイヤモンド・プリンセス部屋にいた小林君、吉井君の2人を、2階の講堂に呼びました。ナタリーはこの時、輪番制ということで、一度、北海道に帰していたので、この2人しかいませんでした。

これからこんなことをやるから、と話したら、吉井君はクールなので、「ああ、そうですか」という感じでしたが、小林君はすごくエキサイトしやすいので、「本当ですか、すごいな」みたいな反応で、嬉しい反面、なんで自分たちがわざわざ呼ばれたんだろうという雰囲気でした。でも、僕

【図４】「クラスター対策班」の部屋の初期レイアウト案

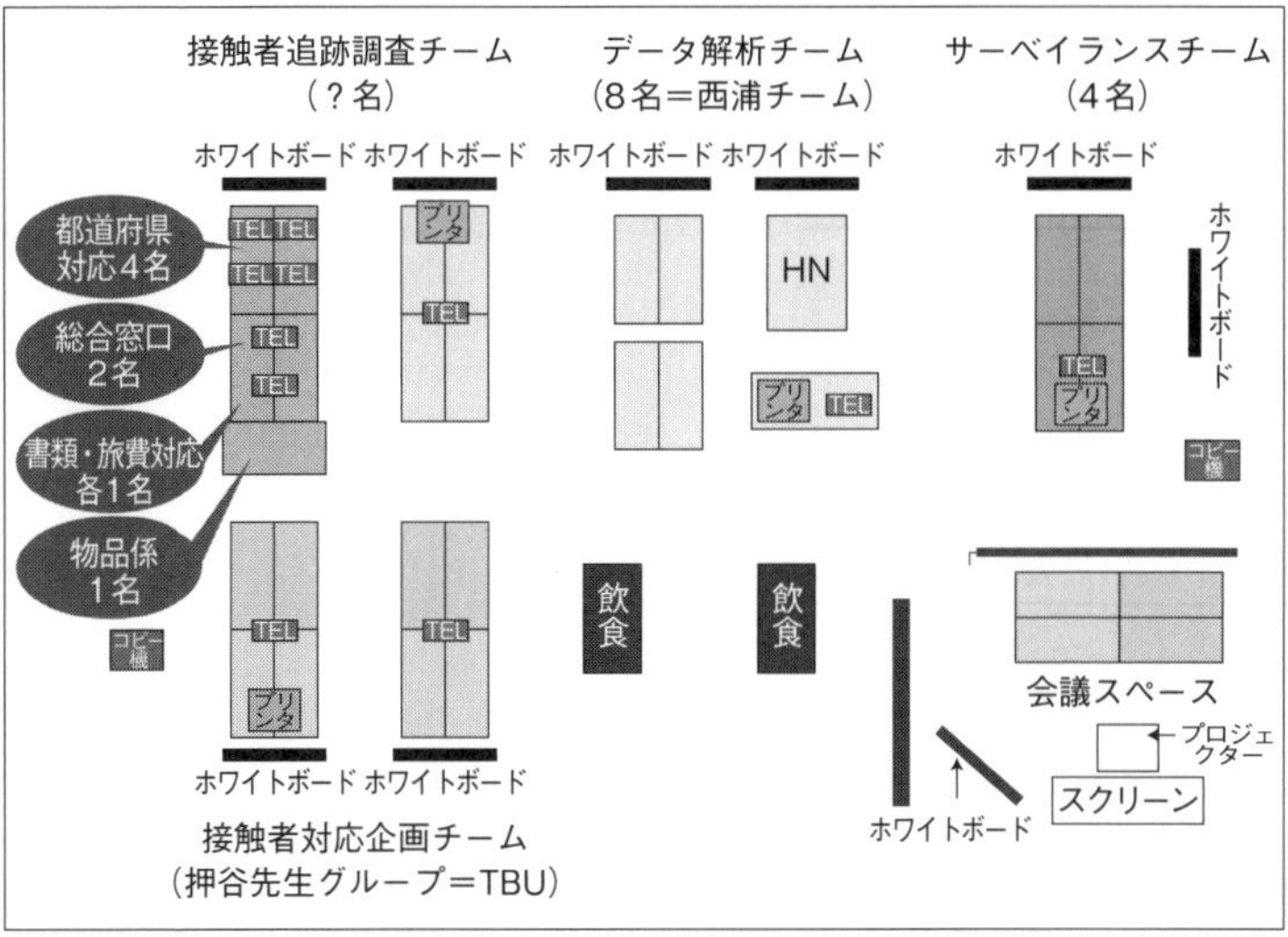

がその日の午後からマニラに行くのは知っていたので、すぐに僕がいない中での作業であることを悟って「やばい！」という顔になって……。

　もちろん細かく指示をしました。まずは名簿を作ってほしい、部屋の準備をしてほしい。ここは役所だから、官僚には一つひとつ文章化しないと通じないし、無理なお願いに関しては中身を途中で変えられたりするから、必要な物品や人材の数を明記したリストが絶対必要なんだ、と。

　実は、この2人は研究室でも、飛行機のチケットを取る時の事務手続きもよく分からなくて、北大の秘書さんにガミガミ怒られるようなタイプだったんです。そんな子たちだったのに、こんな大仕事を頼んで、厚労省に残していくというのは相当不安があったんですけど、結果としては、彼らがものすごく活躍してくれました。

たとえば、【図4】のように、部屋のレイアウトを2人で考えているんですよね。ホワイトボードが要りますよとか、パソコン、電話機が要りますよとか、エマージェンシー・オペレーションルームなのだから、都道府県と連絡を取り合う必要があるということで、そのために4名の都道府県担当者が必要というのはともかく、良かれと思って書いてくれたんだろうと思うのですが、総合窓口2名というのがなにを意味しているのか、今でも分かりません（笑）。飲食できるスペースがあって、会議ができるスペースがあって……と部屋のイメージが固まっていきます。

必要なもののリストも、ホチキス何個というレベルで書きなさいと言ったら、そういうリストも作っていて、「おかし・カップラーメン∞《無限大》」とか、かわいいところもありますが、それらしくなっています。さらにメンバーリストですが、各方面から話を聞いて、最初はうちのラボメンバー十数人と押谷先生くらいだったのが、1日、2日でどんどん増えていきます。僕が香港大学や東大の時に教えていたメンバーにも一人ひとり僕から携帯で電話をして、たとえば、京都大学大学院総合生存学館の特定助教になっている水本憲治先生や、北大の人獣共通感染症リサーチセンターの特任准教授になっている大森亮介先生、米国・インディアナ大学の助教になっている江島啓介先生らに声をかけました。

そして、2人に話をした翌々日の2月24日には、小林君からチームの初招集のメールが出せるまでになっていくんです。これは遠巻きに見ながら、とてもうれしかったことでした。マニラにいる僕は、短期専門家として来ている木下君と安齋さんが、マニラを起点に、フィジーやら、マレーシアやらにあちこち派遣されて各国の保健省を相手に流行対策やベッド数の確保を分析するような業務を立派にやっていることを確認しつつ、また、家のことも心配しつつ、クラスター対策班ができていくのを遠巻きに見ていました。

もっとも、スムーズに進んだのは、クラスター対策班のメンバーになる国立保健医療科学院・健康危機管理研究部長の齋藤智也先生が、厚労省のこともよく知っている立場として、いろいろ助けてくださったことが大きかったです。彼は2009~10年の新型インフルエンザ流行の後半から厚労省の結核感染症課に出向していて、政策通であることはもちろんのこと、内部の幹部の頭の中まで見通すことができ、危機管理行政を実施する上でプロ中のプロでした。

厚労省のビルでやるのがいいのか

準備が急ピッチで進みながらも、船出は決して簡単ではありませんでした。実は、ひとつ大きな問題になったことがあります。

まず、この話を国立感染症研究所・感染症疫学センターの鈴木基センター長にしたところ、すぐに「これは厚労省のビルでやるの?」という疑問が出てきました。僕たちはもともと、感染研に張りついてほしいといわれて今まで相談に乗ってきましたが、ダイヤモンド・プリンセスの問題で厚労省に張りついたことで、一つの中核組織問題が出つつあったのです。

そして、加藤大臣の指示でできることになった「エマージェンシー・オペレーティング・センター」、のちのクラスター対策班は、感染症疫学センターの本来の業務と重複する部分が大きいんです。感染研は、組織としては、厚労省の下にあるけれど、厚労省の中に入って一緒にやるとなると独立性が失われるということを心配されたのです。積極的疫学調査も感染症法の下で規定されており、法律の下で作り上げてきた感染研の行動規範や考え方がありますから。

鈴木先生の感染症疫学センターの中には、一室、二室、三室というふうな番号がついた部門があって、第一室というのがFETP（実地疫学専門家養成コース、90ページコラム参照）を統括する部署です。FETPは、フィールド調査と対策、つまり、感染症の制御のプロなので、クラスター対策班の仕事と専門性が部分的に重なり合います。第一室からすると、保健所や行政の常識を知っているのは自分たちであるという自負があります。そこに大学の研究者が入って乱されたら、むしろ仕事の邪魔になるのではないかという心配が当然ありました。鈴木先生は厚労省のオーダーだと分かっているので調整をされるのですが、内部では猛烈な反対意見が当然のように噴出します。鈴木先生と押谷先生でやりとりされる相談のメールを、僕はマニラでひやひやしながら見ていました。最悪、クラスター対応にあたって、調査から、分析、研究にいたるひとつながりの流れの管轄が二つに割れる（積極的疫学調査を行う厚労省の組織が一時的に二重に存在してしまう）ことも想定しました。

でも、結局のところは、いろいろな調整を経て、これは厚労省命令かつ所長命令でもあるのだから、FETPも一緒にクラスター対策をやるけれど、新しくできる対策班の専門性を尊重する、と

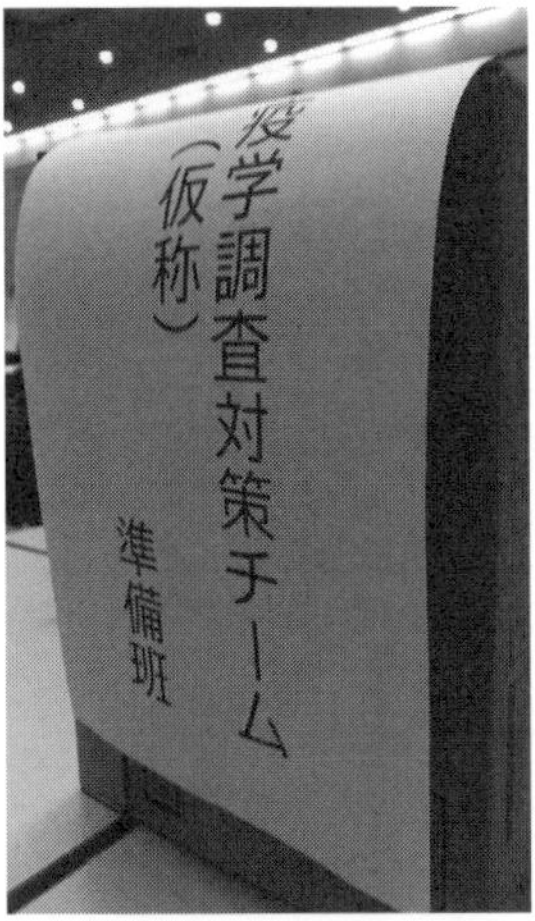

まだ「クラスター対策班」という
名称ではなかった

【図5】初期の組織図

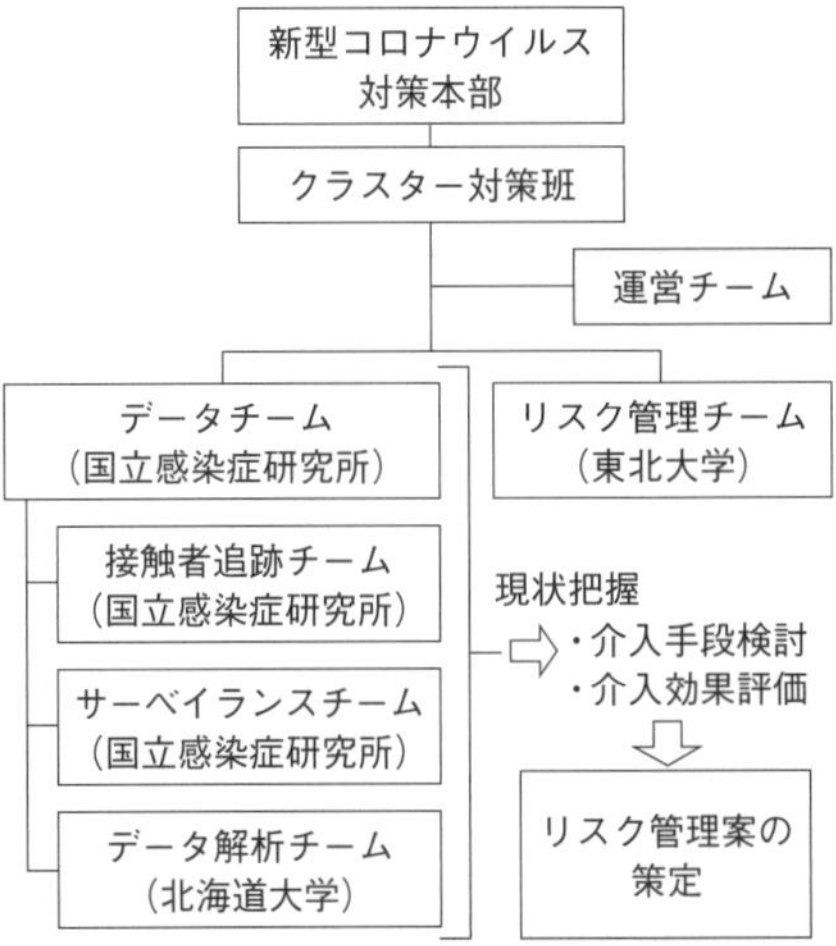

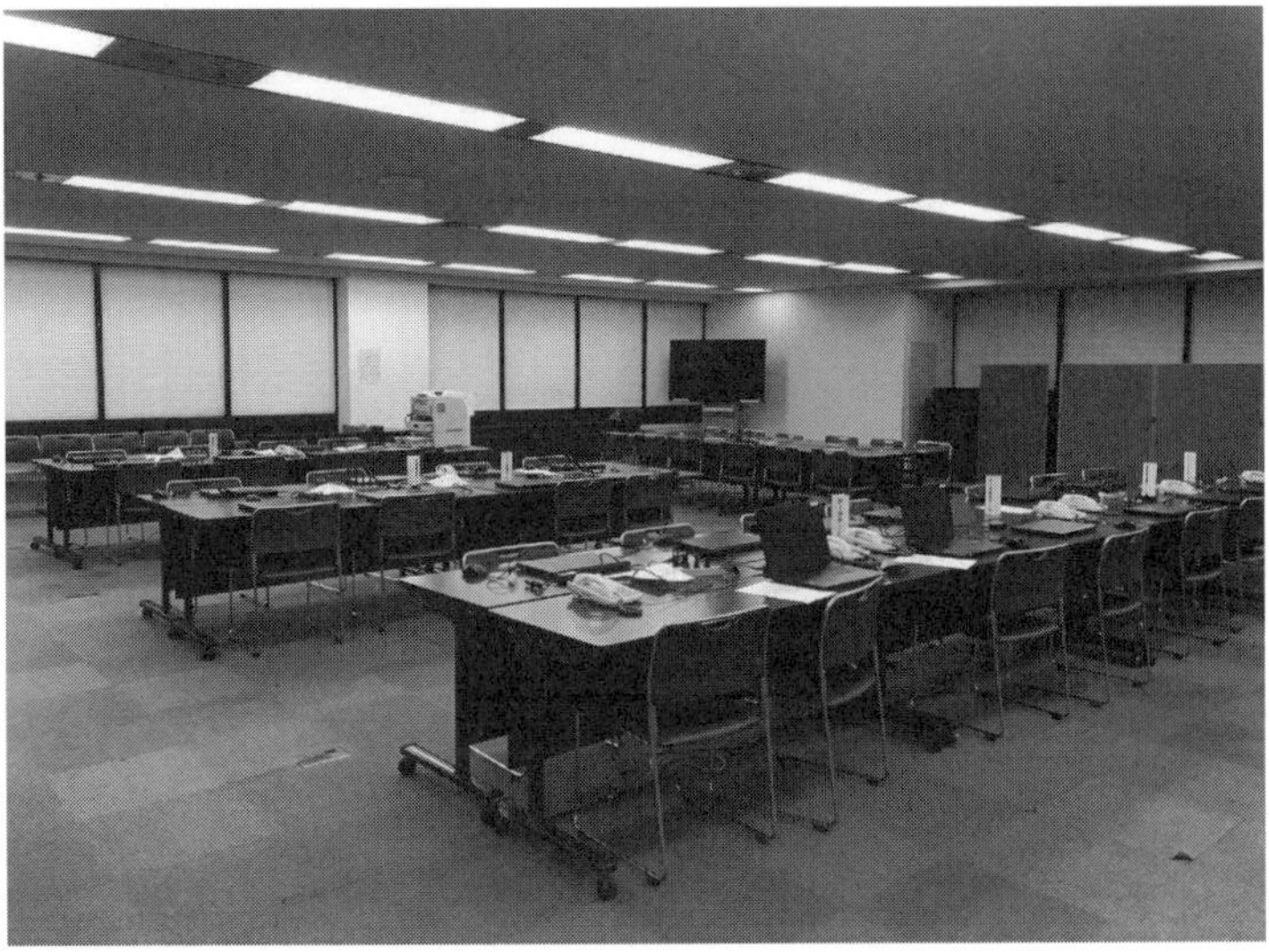

厚生労働省の中にできあがった部屋

いうフローチャート（初期の組織図【図5】）を描いてくれたのが、うちの大学院生たちを助けてくれた前述の齋藤智也先生です。当時はまだ名前も決まっていなかったのですが、積極的疫学調査が中心の班であり、背後にはインテリジェンス部隊があって、一緒にビルの中に入るという、うまいやり方をつくってくれました。そして、対策班の名前は「緊急オペレーションセンター」という直接的なものではなく、誰も傷つかない名称にする、と。これで、感染研と、押谷研と、西浦研がそれぞれの責任を持って同じ部屋でやっていけることになったんです。

そんなことを2〜3日のうちで決めつつ、できあがった部屋の写真が届いた時には感激しました。いけるんだな、やれるんだな、と。あとはメンバーをきちんと揃えてやるしかない、という状態になったわけですから。

日本で初めて数理モデルが信頼を得た

なぜ、そこまで感激したかというと、これまで日本で感染症対策の専門家が政策の中枢に入ったことはなく、今、画期的なことが起ころうとしている、と率直に感じられたことが一番大きかったです。

もちろん国立感染症研究所があって、厚生労働省の一つの機関として仕事をしてきたわけですが、感染研は、厚労省の意にそぐわないことは話せません。一方で、アメリカのＣＤＣは独立組織になっていますので、保健福祉省（Department of Health and Human Services）とＣＤＣの意見が違ってもいい。CDCは科学的に妥当な助言をするけれど、保健福祉省が政治的に違う方向の決断をすることもあるのです。

つまり、日本だと官僚機構の中に飲み込まれてきたものが、今回は、独立性を持ったブレインとして中に入っていくんだ、と。専門家会議として尾身先生が、これから一、二週が瀬戸際である、と国民に向けて独自に発信したことからもわかると思いますが、この感染症のスピード感は事務連絡を打って対応できるものではなく、感染者数が増えたり減ったりダイナミックに動きます。独立した専門家が中枢近くにいて、瞬発力良く対策を取らないと制御が困難を極めます。だから、急ごしらえの張りぼてのような組織かもしれないけれど、今までのやり方とは全く違うことが始まるかもしれないという大きな勢いを、その時感じていました。

専門家が、専門的知識あるいはデータに基づくエビデンスを、「科学的な根拠に基づいた政策決定」のために提供してよいというお墨付きが与えられた瞬間だったともいえると思います。まあ、苦労するだろうけれど、流行途中にこれをやれるのはたしかにこのメンバーだし、やるしかないと感じました。僕としては、そのチームの一角に僕たちを加えてもらえたというのは、日本ではまだ理解されているとは言い難かった感染症の数理モデルが、初めて信頼を得たということでもあったので、大変嬉しく思ったんです。

家族のことをいいますと、マニラから帰った時点では、やっと妻の検査の予約が入れられたという状況でした。北海道では感染者が増え始めていて、受診しても検査結果が出るまでにさらに3日はかかっていた時期です。結局、2月末になって検査陰性となってホッとしましたが、それまでは妻が肺炎で苦しむことも想定してヒヤヒヤと時を過ごしていました。

王将の儀式

クラスター対策班の立ち上げは、マニラから帰るときれいな部屋ができており、指導者としては本当に泣きそうになりました。吉井君や小林君は、ダイヤモンド・プリンセスのデータ管理や分析を、派遣で来ている民間会社の協力者や厚労省の方々とうまくやりとりして一緒にやってくれていたわけですが、一番苦手そうな事務手続きを要すること、特に人を集めたり、決裁のための書類を作ることもなんなくやってくれて、教育をしている立場からは感動する出来事だったのです。

なので、この部屋に帰ったところで、「王将」でおごってあげるという話をしました。僕の研究室には、メンバーが健闘した時、それをたたえて「餃子の王将」にみんなで行くという、ささやかな儀式があるんですけれども、それに値すると冗談で話しました。その後、ソーシャルディスタンスのフェーズになってしまったので、結局、テイクアウトで約束を果たしました。二人が見取り図を描いた飲食スペースに餃子をどんと並べて、狭い部屋ですごい匂いをさせながらみんなで食べて。その後も、小林君が住んでいる町の地元店舗が、王将マニアの中ではチャーハンが美味しいと知られた店なので、ちょこちょこクラスター対策班に持ってきてくれて、やっぱりすごい匂いをさせながら食べていました。

これは、実は、押谷先生の暮らし方とは対照的なんです。僕はいつも夜中まで仕事をして、王将の餃子を食って、その勢いで寝たりするものですから、よく押谷先生にたしなめられました。押谷先生は、こんな時でも、ロングステイできる宿を1ヵ月契約で借りて、自炊して、早朝に起きて散歩して、規則正しい生活を心がける方です。（冗談ではなく）心が清らかで、朝、散歩中にきれいなお花を見つけては写真を撮って、それを見せてくれたり、ヘルシーな料理を作ると、それもカシャッと撮って、「西浦君、見なさい、これを見て、まず心を改めなさい。王将を腹いっぱい食べている場合じゃないよ」と言われる――そんな会話を、この後、クラスター対策班の部屋で何度も繰り返していくことになるのです。

コラム

クラスター対策班のメンバーたち

フィリピンより帰国して、すでに上京しているラボメンバーと再会した西浦は、さっそく今後の分析課題を洗い出すミーティングを行った。ダイヤモンド・プリンセス部屋から継続して参加する小林・吉井らが準備したホワイトボードの前で、検討が必要なタスクを挙げて、リサーチ・プライオリティを考慮し、担当を決めていった。

ナタリー・リントンは、北海道でのオフを楽しんでから再参加。北海道に戻る時に「また来たい」と直訴したことが、さっそく叶えられた。彼女の担当は「アウトブレイクの終わり」の評価だ。発生したクラスターが、今も拡大中なのか収束に向かっているのか判断するタスクである。

博士課程のジョン・スンモック（Jung Sung-Mok）は、実効再生産数R_tの推定を、日本全国、愛知、大阪、東京、北海道などで行う。報告の遅れなどからくる不確実性にも対処しなければならない。

特定助教の林克磨は、流行の短期予測。SIRモデルはもちろん、一般化ロジスティック方程式といった現象論的モデルも含めて適合する、あるいは、報告の遅れだけを加味した逆計算で短期予測をする、といったことを実施する。

北大人獣共通感染症リサーチセンターの特任准教授である大森亮介は、患者の年齢や重症度の分析をしながら、「感染者のピラミッド」を検討。全感染者の中で、発病して重症化する人は氷山の一角（いわばピラミッドの頂点）であり、一つの地域でどれくらいの人が重症化して、背後に「ただの風邪」のような軽症者がどれくらいいるかが分かれば、別の地域でも、重症患者の情報から背後にいる軽症の感染者を推定することができる（のちに論文になり、実際に報告されている重症の感染者数の4、5倍は症状のある感染者がいそうだと分かった）。

博士課程のバオイン・ユアン（Baoyin Yuan　袁保印）は、ヒトの移動が流行拡大にどのような影響を与えるのかを分析。特に、クラスター対策班の結成時にはすでに北海道の広い範囲で感染者が見られており、電車や車を利用した空間的拡大の捕捉に取り組んだ。

助教のアンドレイ・アクメトツァノフは、感染者数の推定を複数の方法で実施。航空機を利用して移動後に遠隔地で診断された患者数を使う方法や、あるいは、時空間流行モデルを利用した感染者数の捕捉研究に着手した。

小林鉄郎・吉井啓太のダイヤモンド・プリンセス組と助教の鈴木絢子は、プレスリリースに基づくクラスターのデータ（ラインリスト）の管理とデータベース化。クラスター発生の条件を見出すためのデータの準備。

京都大学の特定助教の水本憲治は、濃厚接触者の間での二次感染の把握を通じて、感染リスクや発病リスクの年齢別推定や決定要因の探索を行った。また、海外から航空機を利用して日本に帰国する感染者に関わる情報を分析。

等々。

札幌の研究室でもすでにCOVID-19に集中する期間に入って久しかった西浦研究室は、ここクラスター対策班で、研究室のレジェンド（北大に限らず西浦研の卒業生たち）まで含めたオールスター体制を整え、「超集中する3ヵ月」に突入した。

一方、押谷のチームは、別のアプローチで問題に迫る。

西浦によれば、押谷らがこの時期に力を入れていたのは、「クラスターの可視化」だ。

疫学的な分析の基礎となるデータには、教科書的な言い方をすると、「時間・場所・人」の要素があると言われている。時間は、発症日など、時系列になるようなデータ。場所は、当然、

「どこで」という情報。そして、人は、年齢や、性別、行動など、さまざまなことが絡む。これらをうまく可視化することで、その感染症の「急所」がどこなのか、あたりがつけやすくなる。

その可視化について、まず京都大学の古瀬祐気特定助教が、クラスターが起きた時に、誰から誰へどうつながって伝播していったか図示するための原理を共有し、貢献した。最初は公開データをもとに手動で描いていたものを、ある時から強力な援軍も得る。covid-2019.liveという情報集積サイトを自分で作って公開していたＹａｈｏｏ！ＪＡＰＡＮのエンジニア、スー・ウェイをスカウトし（西浦が接触したところ、本人が武漢出身でもあり、流行対策に貢献したいという希望を持っていたため、Ｙａｈｏｏ！ＪＡＰＡＮに話を通して派遣してもらった）、そのサイトで使われていたクラスター相関図の自動更新の仕組みを取り入れることができた。

また、新潟大学の菖蒲川由郷特任教授は、空間統計学に詳しく、地理情報システム（ＧＩＳ）を自家薬籠中のものとして研究してきた手練だ。地理情報システムは、まだ一般には馴染みがないかもしれないが、今回の流行でも大活躍しており、少しでも関心を持って調べたことがある人は必ず目にしている。たとえば、世界地図があって、各国の感染者数や死亡者数を表示する「ダッシュボード」などはその典型例だ。クラスター対策班でも、世界最大手のＥｓｒｉ社と協力して、独自システムを構築した。

さらに西浦班、押谷班に加えて、サーベイランスと接触者追跡の担当として感染研のチームがここに加わる。特に接触者追跡については感染研の精鋭たるＦＥＴＰ（実地疫学専門家養成コース）が核となり、日本各地での対策を支えていく。

これが、発足時のクラスター対策班、日本のＥＯＣ、緊急対策センターの構成だった。

3 クラスターの共通項を探る 「3密」の誕生

西浦がマニラから帰国し、初めてクラスター対策班に足を運んだのは、2月26日だ。前日にすでに顔合わせが終わっており、西浦は一日遅い参加となった。ダイヤモンド・プリンセス部屋と同じ6階の、逆サイドにある会議室がその拠点だった。この後、3ヵ月にわたって毎日詰めることになるクラスター対策班のベースである。

クラスター対策班としての最初の大きなテーマは、「クラスターが発生する条件」を特定することだった。のちに「3密」と呼ばれるようになる感染の伝播のキモとなる部分は、対策班が走り始めた最初の3日、まさに〝黄金の3日間〟で解明され、共有されることになる。

「おかしいな、おかしいな」と押谷先生が言う

クラスター対策班が動き始める少し前にさかのぼります。

押谷先生は、こと感染症対策になると、自分で決めたゴールに向かって猪突猛進、必死にぐんぐん進んでいく、本当にまじめでストイックな専門家です。そんな押谷先生が、流行の初期から、

「おかしいな、おかしいな」と言い続けてきたことがありました。

押谷先生が講演した時のスライドを、僕も一緒に作ったんですけど、そこには「流行初期の最大の謎」と書かれています。たとえば、日本で診断された最初の9人、つまり、中国から帰ってきた人や、中国からの旅行者ですけど、それぞれ濃厚接触者が何人いたかというと、38、32、7、2、3、22、2、2、3と結構いるんですよ。でも、これだけ接触した相手がいるのに、ここから二次感染が、観察できた範囲内では出ていませんでした。でも、実際に流行は続いているわけですから、どこかで二次感染が起きる場所があるはずです。

それで、押谷先生は、二次感染が起きやすい場所で、「セミ・スーパー・スプレディング・イベント」といっていいようなものが起きているのではないかと考えていました。「スーパー・スプレディング・イベント」というのは、SARSでも見られたものですが、ある特定の環境で特定の人が、他の人と比べて著しく多い二次感染者を生み出すことをいいます。COVID-19でも、SARSほどではなくても、そんなことが起きているのではないか、というのが押谷先生の見立てでした。そこで、二次感染が起こりやすい特徴がどこかにありそうだから、その周囲をつぶしていくのを最優先してはどうかと提案していましたし、鈴木基先生に疫学的な実際のデータではどんな広がり方になっているのかとか、僕にはこういうものをモデル化することは可能かということを聞かれていて、それが2月17日の時点です。

その問いに対し、僕も返事を出しています。「僕も全く同じことをここ数日考えていました。どうも1人が生み出す二次感染者数のばらつきが大きそうで、それはSARSほどでないにしても、extinction（絶滅）しやすいのではないか。制御する側にとって有利に働く特徴ではないか」と。

絶滅しやすいというのは、消えやすいということで、朗報です。この時点では、中国での流行が収束局面で、武漢のような状態になる前に上海や広東省ではかなり封じ込めに成功していたことから、このような性質を仮定しないと説明できないと考えていました。だから「クラスター化したところだけ追いながら、中国からの（感染者の）輸出が止まるまで持ちこたえれば、日本での大規模流行を起こさないで済む可能性が高い」と思っていたのです。すぐに中国以外でも増え、新たにそこから入ってくるとは、当時は思っていませんから。

シンガポールや香港のデータ

僕がその時までに入手していた、シンガポールや香港のクラスターのデータも送っていますね。これは、研究者間で共有していた非公表データで、シンガポールや香港でも、一部の人だけが二次感染を起こして、そのほかの人たちはほとんど二次感染を起こさないというような図になっています。特定の人だけが二次感染を起こす構造があるということが、当時ある程度オープンになっていたデータや、研究者間で共有していたデータからも明らかでした。

クラスターを防いでいけば大規模流行しないで済むぞということなんですが、これに闇雲に立ち向かうと、実地で追跡をする感染研の鈴木先生のところや保健所のキャパシティを超えてつぶれてしまうので、知恵を出し合ってなにか方策を考えましょうという話をしています。1人当たりが生み出す二次感染者の共通項をかき集めて検討するとか、あるいは一体誰がスーパースプレッダーになるか、それは、生物学的な要因なのか、単に接触が多いのか、あるいは環境なのか、2月17日の時点でも、かなり立ち入った話し合いをしていました。

コラム　再生産数Rと二次感染の分散の大きさ

この議論は非常に大切なことなので、あらためて確認しておく。

新型コロナウイルス感染症の流行をめぐる報道で、にわかに有名になった再生産数Rという概念がある。これは1人の感染者が、何人の二次感染者を生むか平均を取った数字で、特に「免疫がない集団に最初の1人の感染者が入ってきた場合」のものは基本再生産数（R_0）として、その病原体の感染力をあらわす指標として使われる。R_0が1よりも小さい感染症は、1人の感染者が平均して1人未満の二次感染者しか生まないのだから流行せずに消える。しかし、1を超えると、ねずみ算式に増えていって流行する可能性がある。そこで、感染制御の立場からは、さまざまな介入によって、実効再生産数（R_t）を下げて1よりも小さくするのが目標ということになる。

ところで、Rが同じだったとしても、その伝播の際の挙動が同じとは限らない。たとえば、

Rが2の時、感染者一人ひとりが、きちんきちんと2人ずつ二次感染をさせるなら、それに対する対策は、全体的に効果があるもの、たとえば、手洗いの励行やマスクをつけるなどの行動面での変容や、もっと極端な場合は、休校や出勤停止などでみんなが自宅から出ないような要請をする、といったことが中心になる。

一方で、ほとんどの人は感染させないのに、一部の人がたくさん感染させるために平均としてのRを押し上げている場合（1人が生み出す二次感染者数の分散が大きい、という）は、たくさんの二次感染者を生む人、場所、行動などを特定してその部分を制御できれば、その特定の部分だけを抑えることでもRをぐっと下げられる可能性がある。そして、対策した後のRが1よりも小さくなれば流行を防ぐことができるだろう。

既知の感染症の場合、季節性のインフルエンザはどちらかというと前者に近く、SARSは後者に近かった。SARSは、ほとんどの感染者が二次感染させなかったけれど、ごく一部にスーパー・スプレディング・イベント（いわば「超拡散イベント」）を起こす感染者がおり、そのために広がった。そして、COVID-19もSARSに近いのではないかというのが、この時点での押谷や西浦の読みだったのである。

これは世界でも同様だった。押谷らとメールで議論した翌18日、ジョンズ・ホプキンス大学のチームが発表した2月15日付の論文に気づいた西浦は、Facebookを通じて友人たち（医療関係者、公衆衛生関係者が多い）にこんなメッセージを発している。

〈衝撃的研究。パンデミックは起こらない可能性が高い蓋然性をモデルから突き付けてもらった。……この流行が開始して1ヵ月半、世界中の全ての名だたるモデラーが反応して、Dispersion（二次感染者数の分散の大きさのこと）が推定できるようになった瞬間にこれを出してもらえた。中国での Extinction（流行が終息すること）近くまで持ちこたえれば封じ込めができなくないかも知れない。やれるところまで持ちこたえるべきだと再認識させられるものだった。すげーぞ。ウチらもやるぞ。〉

しかし、残念ながら実際にはパンデミックが起きた。「したたか」とよく評されるこの新興ウイルスは、決して与《くみ》し易い相手ではなかった。それでも、セミ・スーパー・スプレディング・イベントを中心にして広がる流行の様式は、間違いなく急所であり、その後、日本の感染制御は、この性質を積極的に利用した方法を試みることになる。

もわっとしている？　閉め切った空間？

僕がジョンズ・ホプキンス大学の論文で興奮していたのは、押谷先生と僕たちが議論していたようなこと、つまり、二次感染がとても多いようなところを選択的に選んで、そこを攻撃していけば流行を制御することができるかもしれないということを匂わせていたからなんです。こういう論文がありましたよと押谷先生などに共有し、日本でも考えていかないといけないですね、という話をしました。

クラスター対策班が始動すると、すぐに小林君に言って、情報を集めてもらいました。クラスターは室内の換気の悪い、もわっとしている所で発生していない？　と僕はずっと言っていました。雪まつりの休憩所がたしかそうだし、船上でパーティしている時は閉め切ってお鍋をしていたんですよね。「もわっとしている」というのは「湿度が高い」というようなイメージです。

閉め切った場所というのは少なくとも共通していて、フィットネスクラブの中は明らかにそうですし、武漢からの観光客を乗せたバスのドライバーが感染していた事例もありましたよね。そんな事例がどんどん集まってきていたところでした。

クラスター対策班がいいなあと思うのは、研究者でできている組織なので、思いついたことをいつもの研究アイデア交換のように、すぐに誰かに聞けるんですよ。自分はこういうことを今考えていて、研究のアイデアとしてはこうなんだけど、どう思う？　って、昼ご飯を食べる時でも、お茶を飲む時でも、共有してフィードバックをもらいやすいんです。日本の研究者はあまりそういうことをしないそうですが、僕はよくやるんです。それで、「もわっとしてるんじゃないですかね」「閉め切ってますよね」とか聞いたところ、「そんなのは偶然だよ」から「そんなのは当たり前だよ」みたいな返し方も含めて、いろんな反応がありました。

中でも、東北大学の歯学研究科で国際保健の担当をしていた小坂健先生は、ウイルスの生存に関してデータを集めていて、ＹｏｕＴｕｂｅでＣＯＶＩＤ-19の講座をやっているくらいだったんですよね。おまけに元FETPで、実地疫学のプロでもある。そんな小坂先生に「コロナウイルスは湿度が高くなったら早く死ぬぞ。もわっとしていたら逆じゃないか」というふうなことを言われました。また、昨年まで感染症疫学センター第一室でFETPの統括をしていた松井珠乃先生も感染の現場に出ていて、現場の感覚としては「もわっとしている」は共通項とは言い切れないというんです。そんなふうにみなさんに聞いていって、最終的に「閉め切った空間（Closed environment）」をまずは集中して見ていくことにしました。

小林君に頼んでいたのは、狭い空間で換気の悪い所にいる人と、そういう場所に明確に行っていなかった人とを、二次感染の多さに関して比較できるようなデータがほしいということです。その時点での感染者は、日本全国でまだ100人少々でしたけど、その人たちについて調べたデータは、すごくフォローアップが良くされているんです。誰がどこに行ったという行動だけでなく、「行かなかった」というネガティブデータがある。人数が増えてくると、誰がどこでクラスターを起こしたかという情報は取っても、「行かなかった」というところまで聞き取らなくなっていきます。でも、FF100についてお話ししたように、流行の最初のころはかなり頑張って詳しく調べているんです。

まずは、実際に1人当たりが生み出している二次感染者数の分布を描いてみて、いわれていた通り、ほとんどの人たちは二次感染を0人とか1人しか起こさないのに、右の裾野の方にたくさん感染させている人がいることを確認しました。じゃあ、閉め切った空間“Closed environment”にいた人でたくさん二次感染を生んだ人と、そうでなかった人、閉め切った空間に行かなかった人でたくさん二次感染を生んだ人と、そうでなかった人の数が分かれば、Two by two table、2×2表を埋めることができて、そこから閉め切った空間ではどれくらい二次感染が起きやすいかを推定できるんです。これはオッズ比という指標で出てくるのですが、閉め切った空間では、20倍近く二次感染が起こりやすい、という結果でした（【図6】）。

これは査読を経ない状態で発表できるプレプリントサーバにすぐに論文を上げておいたんですが、その直前のドラフトまで僕は「湿度の高い空間」と書いていました。それが、必ずしも湿度ではなくて、共通項として取っておくべきは「換気の悪い密閉された空間」なんだというのが、クラスター対策班が始まって3日くらいに分かってきたことです。

「3密」の誕生

そんなふうに分析が進み、環境要因を見るのが相当大事そうであるということになりました。これは幸運なことです。というのも、二次感染の要因が環境ではなく、ヒトやウイルス自体のこともありえますから。

そこですぐにメンバーたちが作ってくれたのが、啓発ポスターです。最初のものは国際医療福祉大学教授の和田耕治先生が主導して、「新型コロナをいま、拡げないために」のような、本当に単純な行動啓発でした。「閉鎖空間で食事会をしない」と大きく書いてあって、小さい字で「換気が

【図6】 1人の感染者が生み出す二次感染者数の頻度（n=110）

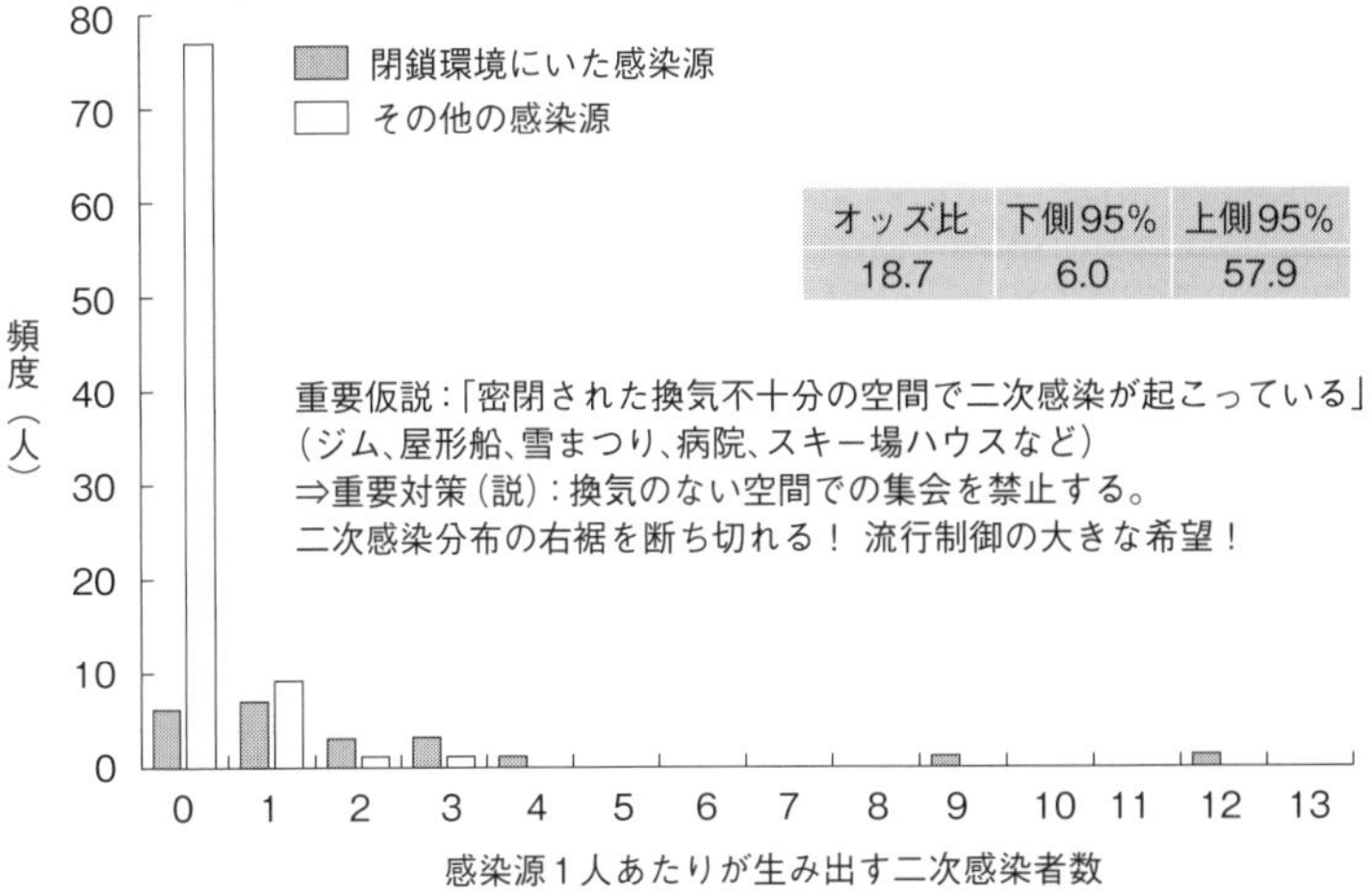
80
70
60
50
40
30
20
10
0
頻度（人）
閉鎖環境にいた感染源
その他の感染源
オッズ比 下側95% 上側95%
18.7 6.0 57.9
重要仮説：「密閉された換気不十分の空間で二次感染が起こっている」
（ジム、屋形船、雪まつり、病院、スキー場ハウスなど）
⇒重要対策（説）：換気のない空間での集会を禁止する。
二次感染分布の右裾を断ち切れる！ 流行制御の大きな希望！
0 1 2 3 4 5 6 7 8 9 10 11 12 13
感染源1人あたりが生み出す二次感染者数

出典：https://www.medrxiv.org/content/10.1101/2020.02.28.20029272v2

	二次感染あり（1人以上）	二次感染なし
閉鎖空間	16	6
閉鎖空間ではない	11	77

オッズ比は、（16×77）/（6×11）で計算でき、18.7倍となる（95%信頼区間 6.0-57.9）

少ない室内」「手を伸ばせば触れる距離」「一定時間、話す」とかの条件を示しています。そして、「行動パターンを見直そう」と呼びかけています。

このポスターを作っていく過程もNHKに取材してもらい、広くアナウンスしていこうということになりました。メールの日付などを確認すると、2月28日にこの最初のポスターができているので、僕がマニラから帰ってきて3日目にここまでいっていますね。

この時点では、まだ「3密」という言葉はありませんでした。最初のポスターに書いた「換気が少ない室内」「手を伸ばせば触れる距離」から、専門家会議に参加している医療社会学やリスクコミュニケーションの専門家の武藤香織先生（東京大学医科学研究所・教授）や尾身先生にも手伝ってもらって、厚労省から「換気が悪く」「人が密に集まって過ごすような空間」「不特定多数の人が接触するおそれが高い場所」を避ける呼びかけをしてもらいました。

さらにそこから、官邸の首相補佐官付の官僚が、「密閉」（換気の悪い密閉空間）、「密集」（多数が集まる密集場所）、「密接」（間近で会話や発声をする密接場面）という「三つの密」というような巧みな言葉を作って、3月半ば以降使われるようになりました。初めて聞いた時、さすがだなと思いましたよ。「密接」という言葉など、普通は考えつきません。というわけで、政治家が「三つの密が——」と言えるような状況を作ったのは、官邸の官僚だったんです。

ただ、まあ、官邸の動きが制御困難だったり予測困難で困らせられたこともたくさんありました。たとえば、はっきりとした証拠がないのに、誰かのFacebookの投稿を見ただけで、「使いまわしのトングが危険」だと、広く呼びかける言葉をポスターの記載に加えようとしたりして、困惑させられる、などです。

このまま制御できるのか

クラスターが発生する環境をある程度特定できた2月下旬、今後、COVID-19がパンデミックになっていくのかどうか、専門家の間でもまだ意見が割れていました。

これは国際的にも同様で、ハーバード大学の先生はパンデミックになって、3、4年続くと、そのころから言っていました。一方で、僕のすごく仲良しのオックスフォード大学のイギリス人研究者は、流行の中心は中国で、それも今がピークで制御できるから、まだまだパンデミックじゃない、伝播している範囲も狭いんだと言っていて、諸説入り乱れている段階でしたね。それくらいこの流行は過渡期と言われる状態に長く潜む傾向があって、断定的な解釈は困難だったのです。

僕自身もパンデミックになるかどうかの予想は、発病前の二次感染があることからすると必ず起こりそうだけれど、主にクラスター形成で二次感染が広がっていることが確実で、アウトドアや市中の接触では感染が起こりにくいと感じるので、感覚としては半々ぐらいで、世界全体でハイリスクな接触を避けることができれば、もしかすると大規模流行が起こらなくて済むのかもしれない、という期待に近いような意識を持っていました。あるいは、日本では大規模にならずに抑えられるだろう、とか。きちんとした客観的なサポート（データに基づいた支持）があったわけではなかったんですが、パンデミックになるかどうか、まだ半信半疑だったんです。

一方で、この時期、北海道では感染が拡大していて、接触者が追えない状況になっていました。押谷先生は「リスク管理チーム」なので、その責任感から「北海道は大丈夫かな、大丈夫かな」と一日に何回も言うんですね。なんとしてでも感染を拡大させないために、次に打たないといけない手はなにか、疫学データを見ながら瞬発力よく考えていく役割を押谷先生が担っていて、僕たちはデータ分析から、対策として正しい複数のオプションを理論的基盤と共に出していく、という役割分担でした。

そして、2月28日、北海道で、知事による緊急事態宣言が発出されるのです。

コラム

西浦研究室の論文

ダイヤモンド・プリンセス対応からクラスター対策班立ち上げへと向かう濃密な2月の激務の中、西浦は、1月から研究室を挙げて行っていた研究を次々と論文として発表している。中国のデータを利用して、COVID-19のさまざまな特徴を明らかにした研究が多いので、ここで簡単に紹介しておく。

第一報（1月24日　JCM）では、1月24日までの時点で、中国では患者数が過小評価されており、生鮮市場の50人に留まらず、すでに数千人（推定の中央値は5502人）に達していることを示した。

　第二報（2月4日　JCM）においては、基本再生産数R_0を2・56と推定した。また感染した場合の致命リスク（IFR）が0.3〜0.6％にもなっており（確定診断を受けた人の致命リスク〔CFR〕ではなく、見つかっていない感染者も含めて全体を推定した上での致命リスク）、もしもパンデミックになった場合、1957〜58年のアジアかぜパンデミックに匹敵する被害をもたらしうるとした。R_0と致命リスク（IFRやCFR）は非常に重要な指標であり、その後、さまざまな研究が公表されたが、西浦らのこの時点での推定はかなり妥当なものだったと分かっている。

　第三報（2月11日　JCM）では、武漢での初期クラスターを分析し、生鮮市場において動物からヒトに感染した強い証拠はなく、人畜共通感染症としての面を強調すべきではないとした。むしろ、ヒト・ヒト感染で広がったことを念頭に置くべきという含意だ。

　第四報（2月14日　JCM）では、中国のデータに加えて日本人の武漢からの脱出客における感染率を使って、二つのシナリオ（感染規模に伴う致命リスクのシナリオ）でシミュレーションを行い、確定診断を受けた患者の致命リスク（CFRに相当）と基本再生産数を推定した。まず、確定患者の致命リスクは、それぞれのシナリオで、5.3％、8.4％で、これは、つまり、確定診断を受けた患者が100人いれば、5〜6人、あるいは、8〜9人が亡くなるということであり、非常に致命リスクが高い感染症であると印象付けられる。また、基本再生産数R_0は、それぞれのシナリオで、2.1、3.2で、第二報の推定と整合することがわかった。

第五報（2月17日　JCM）では、中国の湖北省以外や台湾、ドイツなどで認められた患者の接触歴や発病歴などに関するデータから、疫学的情報を引き出している。潜伏期間が平均5日（95％信頼区間2―14日）と推定され、検疫期間は少なくとも14日とるべきと示唆した。こういった推定がなければ、たとえば、ダイヤモンド・プリンセスの船内での検疫期間を合理的に決めることができなかった。

第六報（3月4日　International Journal of Infectious Diseases）は、「潜伏期間が平均5日で、最初の感染者の発症から二次感染者の発症まで（発症間隔）が4日である」という非常に重要な発見を報告している。潜伏期間よりも発症間隔の方が短いというのはおかしいように感じられるが、これは、症状が出る前の潜伏期間中に感染させているとすれば説明がつき、COVID－19の対策の難しさの理由の一つとなるものだった。この論文の投稿日は2月14日で、つまり、西浦がダイヤモンド・プリンセス部屋での分析をしつつ、初めて専門家会議に出席した日でもある。

そして、第七報（3月9日　プレプリントサーバ）では、初めて、日本でのデータを扱って、「密閉された環境」はそれ以外のところに対して20倍近くリスクが高い、という報告をしている。

西浦らによる即時対応の研究が、ダイヤモンド・プリンセスのオペレーションを経て、本格的な国内の対策へと役立てられる流れが、この時期の発表からも辿ることができるといえる（第六報までの研究は1月末の時点で概ね分析されており、下船オペレーションの際にも活用できていたことに留意）。

第2章

クラスターを追え!

4 北海道が危ない！

新型コロナウイルス感染症の流行の洗礼を、日本で最初に受けたのは、中国からの観光客が多い北海道だった。

1月26日、中国・武漢からの観光客が発症し、感染が確認され、道内で初めての感染者となった。道内在住者としては、1月31日、札幌市内の渡航歴のない50代男性が発症し、重症となった（確認日は2月14日）。

2月4日から11日にかけて開催されたさっぽろ雪まつり以降、顕著に感染者が増えたのみならず、札幌以外の各地域、函館、苫小牧、根室、旭川、中富良野、北見など、北海道各地に広がっていったことも大きな特徴だった。北見では、2月13日から15日にかけて開かれた展示会で、のちに11人の発症が確認されるクラスターが形成される。北海道は、日本における流行の中心地であると誰もが認めるホットスポットになった。

2月27日には、それまでで1日あたり最多の15人の感染が明らかになり、翌28日、道は独自の緊急事態宣言を行った。まずは29日と3月1日の週末における外出自粛を道民に要請した上で、3月1日には「換気が悪く、人が大勢集まる場所には行かない」「部屋の空気は、定期的に入れ替えを」

「風邪ぎみの方は、自宅で休む」という細かい行動指針を示した。

いきなり立ちはだかった壁

クラスター対策班ができる前から、押谷先生が「北海道が危ない」と言っていたんですよね。そうこうしているうちに、やっぱり北海道でクラスターが多発してきました。それも北海道の各地で起きたのです。北見、釧路、函館、そして、都市部からかなり離れた浦河という襟裳岬の近くの町でも発生しました。

あまりにも散らばりすぎていて、北海道では知らない間に蔓延しているんではないか、自分たちがこれから訴えるつもりだった地道な接触者の追跡や予防的な努力では無理じゃないかという懸念が高まりました。クラスター対策で接触を追うためには、地域的に離れすぎているんです。「このままだとゲームオーバーになってしまうのか」というのが、クラスター対策班ができた3日目か4日目での問題でした。

夜中に鈴木基先生と相談をしていて、押谷先生はもう帰ってしまっていたんですが、押谷先生も交えて相談しようということで、夜の11時ぐらいに携帯電話に連絡して、スピーカーモードにして話しました。それで、「どうしますか。このままだと厳しいですね。接触が追えていないですよ」という話をすると、押谷先生は「ちょっと考える」と言って、次の朝、僕たちが「押谷仮説」と呼ぶものを持ってきたのです。

北海道で全域に広がっているのは、札幌でまず伝播があったに違いないと。その後、放射状に北海道のあちこちに広がったのだろう。間をつなぐ感染者が見えていないのは、軽症で済んだだろう若者が札幌にいっぱいいて、それぞれの地域に広がったんじゃないか、という仮説です。

この時点で、仮説をサポートする証拠はありません。僕が押谷先生とクラスター対策班を一緒にやってきて、すごいなというのと同時に、危ういなという両方の感覚を抱くのは、こういう時です。鋭い観察眼で今ある情報を集積することによって、こんなメカニズムで伝播が起こっているんだろうと考える癖を押谷先生は自分で身に付けています。流行の制御や背景のメカニズムに関していろんな仮説を積み重ねては、これは違う、これは正しいという取捨選択をされているのだと思います。これは僕が、データ上ではこうだという点にこだわりながら話をするのと同じようなものかもしれません。だから、僕は押谷先生のセオリーをデータでバックアップする役割に取り組もうと、あの頃も今でもずっと考えてきました。

北海道独自の緊急事態宣言が出た後、押谷仮説を専門家会議で議論して、ほかに可能性がないか考えた上で、3月2日に、尾身先生の口から「若者の皆さんへ」というアナウンスをしています。「10代、20代、30代の皆さんは今回のウイルス感染による重症化リスクは低いです。でも、若者など軽症の人が気づかないうちに高齢者など重症化するリスクの高い人に感染を広める可能性があります」と。

それが良かったのかどうか、今から振り返ると、ちょっと先走りすぎていたかな、とは思います。というのも、その少し後に、中高年のほうが他者へ感染させやすいことが分かってきたのです。発病に限ると、若い人たちのほうが感染しても発病しにくく不顕性でいることも多いのですが、二次感染を起こす感染性でいうと中高年の感染者由来のクラスターがいっぱいできていることも分かって、尾身先生が頭をさすりながら「『若者の皆さんへ』は言いすぎたのかもな」と正直におっしゃっていました。

でも、さらにその後、患者から得られたウイルスのゲノムを分析したところ、札幌で分離されたものと釧路や北見で分離されたものは一緒で、つまり、札幌で起こった伝播が地域に散っていったことは間違いなさそうだと分かりました。その担い手が若者だったかどうかはともかく、札幌から放射状に伝播していったという部分は後付けで明示的な証拠が得られて、それを聞いた時の押谷先生の嬉しそうな顔は忘れられません。

北海道で940人がすでに感染の可能性

そうこうするうちに、厚労省の9階にある国際課と共同して分析する機会がありました。WHOとの折衝だったり、国際的な関係を保つための業務をしている国際保健の部署です。だから、国際保健規則にのっとって、海外で日本に渡航歴がある人が発病した時に情報を受け取る窓口にもなっています。そこで、タイとマレーシアで1人ずつ、札幌に渡航歴がある人、つまり雪まつりから帰国した人から感染者が出たという情報が入ってきました。

これは武漢から日本やタイに来て発症した人の数から、武漢での流行を計算したのと逆事例に相当します。つまり、北海道に感染者がどのくらいいるのかが分かっておらず、タイ、マレーシアから札幌へ来た渡航者の数はそれぞれ統計資料から分かるので、それだけの人が来て、帰国した後に、1人ずつ発病するにはどれくらい北海道に感染者がいなければならないか、という計算をしたのです。それで、2月25日時点での北海道での感染者数は、百数十人から数千人の範囲で、およそ940人と推定できました。それを大臣や専門家会議に報告しました。

この分析は論文にするのではなく、直接に伝達しています。この頃からは、クラスター対策の部屋の中で、研究成果として論文を出せる状況ではなくなりました。対策本部のあらゆる部署から、次から次へとタスクが降ってきて、実務を優先せざるをえなくなり、7月まで、僕たちは論文をほぼ出せていません。一部、どうしてもこれは書きたいといってきた若手のショートペーパーみたいなのは出しましたけど、それだけですね。

一方で、実務は膨れ上がって、北海道に関しては、厚労大臣だけでなく菅官房長官に直接説明する機会もありました。厚労省の鈴木俊彦事務次官から急に電話がかかってきて、今から行くから1階で待っていてと言われて、どこに行くんだろうなと思いつつ公用車に乗せられ、着いた先がなんと、いきなり官邸だったんです。よれよれのシャツのまま官房長官に会って、「もしも、緊急事態宣言を出すとこうなります」というような図表を説明しました。

その時の図表というのは、後に北海道の独自の緊急事態宣言で使われたもののオリジナルです。記憶にある方もいらっしゃると思いますが、患者報告に時間遅れがあるのを説明して、緊急事態宣言を出すと、10日くらいたってから報告数が減少に転じるでしょうというものです。

このシミュレーションはとても簡単です。前掲の【図6】（69ページ）から、感染した人の中でも特にたくさんの二次感染を生む人が一部にいて、グラフの右裾にそういう感染の事例が見えていることが分かりますが、緊急事態宣言をすると、この右の裾の部分が消えるので、Rが1を切って、それで対策前後を数値計算すると流行曲線はこうなります、と。

官房長官は静かにそれを聞いていて、「じゃあ、日本の全体では、これからどれぐらいひどくなるのかね」ということだけを聞かれました。僕は「北海道の流行を一回抑えると、中国自体が制圧局面にあるので、一旦落ち着く間隙はあるものと思います」みたいに答えたのを覚えています。その時はまだ、ヨーロッパの感染者が爆発的に増えることによる輸入感染者の急増は想定しておらず、楽観的に考えていたのです。

独自の緊急事態宣言へ

2月中、北海道に派遣されていた疫学調査の専門家FETPは2人いて、1人が札幌と北見の担当、もう1人が釧路担当でした。

状況を聞くと、北見は十分な医療体制の維持が厳しくなっていました。公立の北見赤十字病院の感染症病床があふれていて、北見市の保健医療の担当者の人たち、つまり、行政のほうから、緊急事態宣言をしてくださいというリクエストが逆に出ていました。一方で、釧路からは、感染者が入院している病院でどうも院内感染と思しき発熱患者が出たというニュースが入りました。

このまま放置していては感染者が急増するリスクもあるから、対策を打たないと仕方ない。それで、クラスター対策班についていてくださっていた課長から道の医務監に連絡をしてもらい、道との間の調整をお願いしました。

これは事務的な調整です。この時点で僕たちは、まだ道知事に直接なにかアドバイスするのではなく、事務レベルで独自の緊急事態宣言をしてはどうかという説得をしてもらっています。その後、道知事が緊急事態宣言を決断して、週末、土日の48時間、外出自粛してくださいと呼びかけました。これが2月28日金曜日です。

この会見を僕たちはクラスター対策班の部屋で見ました。最近すごいのは、専門家会議も、道の知事の会見も全て、ネットで配信されるんですよね。語られる文字の一言一句まで確認できます。僕たちがアドバイスとして出した文章があるのですが、道はそれを読み込んだ上で調整するわけです。最終的にこちらの意図からどれだけ外れていたのか、厚労省の方たちはその場で確認します。道が、どこまでの行動制限を受け入れる決断をしたのか、すぐ伝わるのです。

分かったのは、「週末の外出自粛」が色濃く出たメッセージ、ということでした。他の部分、たとえば、僕たちは最初から「夜の街」を疑っていましたので、押谷先生の表現では「すすきのが閑散とするイメージ」ですが、そういった思い切った言及はありませんでした。また、初めて連絡をとってから1日ですので、そこまで具体的な政策選択肢が提示されたわけではありません。

それを受けてすぐ議論になって、「外出自粛」の要請だけでは良い結果を生むかどうかは分からないという話になりました。接触を削減するという意味では、意図と違う方向になる可能性がある、と。週末、外出しない代わりに、若者の間で、おうちで飲み会が行われるんじゃないかというのが押谷先生の一番の心配で、近所の家族同士が自宅でバーベキューや食事会をやってしまうこともありうるわけですよね。そんなのは意図と違うので、やっぱり伝えなければならない、と。

そこで、道知事に会えないものだろうかと大臣にお願いしました。そうしたら、ちょうど翌日からの週末に陳情を含めて鈴木直道道知事が安倍総理に会いに来られるので、その時に厚労省にも要望を伝えるという形にして会いましょうかと、調整ができました。

道知事に会う

道知事が来られたのは、3月1日の日曜日でした。その時は専門家会議から脇田先生、尾身先生も参加し、押谷先生と僕を含めた4人で、鈴木医務技監や加藤大臣と一緒に厚労省側のメンバーとして対応することになりました。北海道は知事と副知事が一緒に来られていて、最初は厚労大臣に対して、マスクやガウンが足りないことに対して解決を要望するようなプロセスがあって、それがある程度終わったところで、知事の本音を聞きながら、こういうことをしたほうがいいんですよ、みたいな話を伝えるんです。

とても聡明な方でした。僕より年下でまだ30代ですが、夕張の市長を務めたことでも知られるハンサムガイです。話を聞いていくと、北海道はインバウンドで経済が成り立っていること、札幌といえば歓楽街すすきのであり、札幌の経済の中心だということ、これら二つが影響を受けるのは困るんだというのが知事の本音なんですね。

でも、それは、流行対策とほぼ相反するものなので、脇田先生が「密な空間」が問題なんですと説明をしました。私からは「外出自粛自体はものすごく重要というわけじゃなくて、散歩はしてもいいし、ジョギングしてもよくて、マスクを付けて気を付ければ買い物もしていいんだけれども、基本的な生活をしながらも密な空間を避けてください」ということを言いました。押谷先生と僕からの意見として「知事はすすきののバーを守りたいでしょうけど、実はバーのほうが危ないんです」と伝えると、うーん、どうしようという顔で、すごく困っていましたね。

でも、押谷先生はどんどん明確に伝えます。「外出自粛と知事はおっしゃいましたけど、誰かの部屋に集まって飲むのが増えては駄目なんです」とか、「複数の家族がバーベキューして接触したら、そこで伝播するんです」とか。知事は「困ったな」と言いながらも話を持ち帰っていきました。これが今回の流行対策で、一つひとつの地域と繋がるチャンネルが設定された最初の機会だったんです。大変な思いをされている中、アイデアを持ち帰って冷静に対応してくださった知事と知事周辺の対応に感謝しています。

知事が退出する時、すぐに道の特別秘書の方が来て、電話番号を聞かれました。「もしなにか相談があった時は逐次連絡してもいいか」ということで、中間報告とか評価の時点とかで知事が発表する数日前、あるいは発表の直前に鈴木知事から直接電話が入るようになりました。「こういう発表するんだけどどう思うか」「専門家として西浦さんに話を聞いて、その上で決断した」というふうに言ってもいいかということも確認してくれて、そこから北海道とのチャンネルがどんどん分厚くなっていきました。

実際に自粛の期間を経て、北海道は一回明確に感染者が減ります。3月前半、ほかの都府県でどんどん感染者が増えている状態の時に、北海道は落ち着いていました。本当に上手くいったという実感がある流行制御でした。

データ入力が限界に～ボランティア班の誕生

そういうことをやっている中で、僕たち数理モデルのグループにはどんどんデータ分析のオーダーが入ってくるし、一方で押谷チームでは、押谷研出身で今は京大特定助教の古瀬祐気先生が中心になって、大学院生を指導しながらデータの整理を毎日続けていました。

クラスター対策班でじっとしていても、必要なデータは集まってきません。僕たちが分析に使っていたデータは、主に各都道府県のプレスリリースに基づいています。感染症法に基づく登録データはかなり報告の遅れがあるので、一日単位でのリアルタイム性を求められる状況では必ずしも頼れないのです。FETPの情報も一部借りながら、自分たちでウェブから情報を集め、かつ厚労省のオフィシャルな都道府県のレポートが遅れて入ってくるので、それともすり合わせつつ、最新の感染者数の情報は基本的にプレスリリースから得ていました。加えて、新聞記事もスクリーニングして、誰が誰に感染させたかという情報を手作業で集めていたんですね。

でも、それをやるチームは10人ぐらいしかいなかったので、他のいろいろな対策や分析がある中で、もうデータ更新ができないかもしれないという事態に陥りました。古瀬先生が弱々しい表情で、厳しい状況を皆と共有してくれたのです。

FF100（First Few Hundred）というのは、最初の200人か300人ぐらいでいいものです。その時点で数百人は集まっていたので、FF100としては十分でした。でも、今だったらデータが取れるので、もうちょっと頑張りたい、と考えました。特にクラスターをきちんと見ることでクラスター対策をしていたわけですから、クラスターのデータが取れなくなったら終わってしまいます。

そこで僕から強く主張したのですが、人的な理由がネックになって続けられないのだったら、データ入力の手助けがあればいいんじゃないか、ということになりまして、以前から「助けられることはないか」と言ってくださっていた先生方を頼りました、東京大学の橋本英樹先生、大阪大学の祖父江友孝先生（日本疫学会理事長）、京都大学の中山健夫先生に僕からメールして、「今こそ助けてほしい」「実は人が必要なんです」とボランティアを募ってもらいました。東大と京大および都心部の公衆衛生大学院とそのOBに呼びかけてもらって、恐れ多いことに、とある大学の研究科長や、ほかの医学部の教授までが志願してくださった中で、連続して来られる方を指名しました。そして、東北大学の高勇羅先生がコーディネーターとなって指導をしながら自前でデータ入力をする体制が始まりました。

本当のことを言うと、この件に関しては、Ph.DとかMPH（公衆衛生学修士）というような学位を持っている人にお願いするのは、大変失礼なことだったと反省しています。ものすごく高いモチベーションで来ている方には政策実務も経験してほしかった、という思いがあります。本来的には、分析がしっかりできるような人たちなのですから。ただ、その選り分けをしている余裕が私たちにありませんでした。ボランタリーな精神がある人に支えられて進められた、というのはきちんと伝えておきたいことです。

コラム　FETP

クラスター対策班の中で、メディアにはほとんど登場しなかった、しかし、重要なセクションがある。初期の組織図で「接触者追跡チーム」とされたもので、全国各地で発生したクラスターの現場に飛んで、現地の行政や病院と一緒に問題解決のための活動と接触者追跡を行った。これは「クラスター対策班」の名前の由来となった業務であり、その意味では、クラスター対策班の本体であるとすらいえる。とある場所でクラスターが発生し、自前の保健所の人材などでは接触者追跡が難しい場合、地方自治体や、あるいは、院内感染の場合は病院などが、「クラスター対策班の派遣を要請」したと報道されることがある。実際には、その時に派遣されるのは、クラスター対策班の「接触者追跡チーム」であり、その中心となったのが国立感染症研究所のFETP（実地疫学専門家養成コース）だ。

FETPは、平時にも全国各地で起きるさまざまな感染症のアウトブレイクに際して（食中毒事件から院内感染まであ りとあらゆる感染症に対応する）、現地からの要請ベースで出動して問題解決にあたっている。その名の通り「養成コース」であり、期間は2年間だ。毎年5〜10人ほどの研修生がおり、つまり常時10〜20人ほどが年ごとに入れ替わりながら実働する。現場への派遣はいわゆるOJT（オン・ザ・ジョブ・トレーニング、実地訓練）に相当する。研修生はすでに医師、看護師、獣医師、MPH（公衆衛生学修士）などとしての実務経験がある者であり、その上で実地疫学の知識とノウハウを身につけるのが眼目だ。

クラスター対策班の中で、クラスター対策のコンセプトに則した活動をするのが、まさにFETPだったわけだが、常に人員不足に悩まされてもいた。徹底的な追跡と検査で感染拡大を封じ込めた韓国のKCDC（韓国疾病管理本部）が、150人の実地疫学専門家を擁していたのに対して、日本では10〜20人なのである。おまけに、ちょうど年度替わりを挟む時期で、研修生の入れ替わりによる戦力ダウンが否めなかった。

それを救ったのがＯＢだったという。西浦はこんなふうに述懐する。

「ＦＥＴＰを修了したＯＢたちは、医療関係の大学を中心に教授職とかに就いていたり、地域で病院の臨床に戻ったり、保健所に行ったりという方が多いんです。そういった方々に全員で電話をかけて頭を下げてお願いしたら、快く力を貸してくださいました。たとえば、大東文化大学の教授をされている中島一敏先生は、福岡が危ないという時に急に飛んでくれたり、今度は北陸が危機だという時には、現役メンバーを引き連れて対応してくれたり、本当にありがたいことでした」

ＦＥＴＰは、地域の接触者を追跡してクラスターを収束させる役割を持つと同時に、現地のナマの情報を収集する。感染者と接触者にまつわる「時間・場所・人」の情報を丁寧に拾い上げ、リンクをみつけて相関図を描くのは初期のＦＦ１００の研究でも非常に重要視されていたことで、そこに手練のＦＥＴＰたちが果たした役割は大きい。また、現場での直接の見聞は、各自治体が発表する「数字」には表れない機微が含まれ、つまりＦＥＴＰは、クラスター対策班の目や耳の役割も果たした。

「現場で対応してきた経験あるＦＥＴＰの皆さんは、地域地域の状況を本音で教えてくれました。接触者がどれだけ追えているだろうかという現地での感想だったり。この地域はうまく協力を得られて接触者をたどれたけど、この地域では協力が得られずにあまり追えていなかった、みたいなことが如実にありますので。それと、僕たちがクラスター対策班の最初の３日で打ち立てた仮説がありましたけど、僕が最後まで『湿度』『もわっとしている』にこだわっていたのを、結局やめたのは、OBとして現場に出ていた感染症疫学センターの元第一室長である松井珠乃先生や、第二室長の砂川富正先生などが、現場の感覚では『もわっとしているわけではない』と指摘してくれたからでした。砂川先生は『有望仮説だけれども次回に期待』と言ってくださいましたね」

実地調査と研究、実働とインテリジェンス、これらを同じ場で風通しよく行おうとしたのが日本版のEOCたる、クラスター対策班であって、メディアに登場する人々の背後には、実際に日本各地で調査の重責を担っている人たちがいた（いる）ことを理解したほうがよい。

なお、当然ながら、緊急事態宣言が発出され、全国で「8割の接触削減」が一大テーマになっていた時期にも、FETPたちは、日本各地で発生するクラスター対策のために、要請されては飛び回っていた。さらに緊急事態宣言が解除されて西浦らが北海道に戻り、パートタイムとして週の半分ほどを東京で過ごす立場になった後も、京都大学に移籍した後も、FETPは同じように使命を果たし続けている。見えないところで献身的に働く陰の立役者が多い感染症対策の場において、FETPもまさにそのような存在だ。

7月17日になって国立感染症研究所のサイトに「クラスター対策班接触者追跡チームとしての疫学センター・FETPの活動報告」という文書が掲載され、それによって、初めてクラスター対策におけるFETPの活動の概略が公式に報告された。それによると、5月20日までの時点で「30都道府県から58件の派遣要請をうけ、計74のクラスター事例に対し、国立感染症研究所の職員17名、FETP研修生13名、外部組織に所属する15名の計45名が現地で対策支援を行った」そうだ。それまでに日本各地で発生したクラスターは、262事例だったそうで、その約3割に関わっていたことになる。

5　オーバーシュートの危機が迫りくる〜コミュニケーション問題の始まり

ダイヤモンド・プリンセスの下船オペレーション後、最大の関心事は北海道の流行の推移だったことは間違いないものの、東京、愛知、大阪の大都市圏を中心に、「リンクなし」患者が見つかっており、北海道以外でもひたひたと感染拡大の道を歩んでいた。

2月26日、安倍総理大臣は「この1、2週間が感染拡大防止に極めて重要であることを踏まえ、また、多数の方が集まるような全国的なスポーツ、文化イベント等については、大規模な感染リスクがあることを勘案し、今後2週間は、中止、延期又は規模縮小等の対応を要請する」と、大規模イベントの自粛要請を行った。

徐々に北海道での流行が収まっていく中で、西浦はひたひたと脅威が忍び寄るのを、実感しつつあった。そして、3月19日、専門家会議の記者会見が一つの旋回点となる。

イタリアの衝撃

3月になって明らかになったヨーロッパでの大規模な流行は、僕たちにとっては衝撃でした。大都市フィレンツェやミラノがある北イタリアでまず大きな流行が起こって、制御できない状態になるなんて、僕らは想定していませんでしたから。

封鎖された場所の情報は、僕らもなかなか手に入れられないんですが、NHKとのお付き合いを通じて、現地の取材状況を逐一追えました。イタリアで医療崩壊が起きているというのは、僕たちが出演した『NHKスペシャル』で取り上げられていました。

日本でも泣きながら診療しているという医療従事者はいましたけど、そのレベルとは全く違います。マスクやガウンなどの個人防護具がなくなり、同僚の医師が倒れて死んでいく中で、自分も家に帰れず、次から次へと患者さんが来ては看取るしかない状況なのです。日本ですと、一番流行が差し迫った時期でも、大変なのは感染症、呼吸器、救急などの先生で、ほかの科は比較的に暇な時間を送っていることもありました。でも、イタリアでは、もう専門とか関係なく診ないといけないという状態で、これは異常事態でした。

医療崩壊の一番の特徴は、PPE（個人防護具）、マスクとかガウンとかゴーグルが足りなくなっているまま診療しないといけないことでした。専門家有志の会というのを僕たちはやっていて（122ページコラム参照）、専門家会議、クラスター対策班だけでなく、臨床の先生も含めて話し合う場があったのですが、3月の最初の週末2回ぐらいのミーティングでは、臨床側の先生たちが恐怖をおぼえていらっしゃいました。同じ状況を日本で作り出してはいけない、いかにすれば避けられるか、と。

日本でもPPEがなくなるというのはありえた話で、一時、相当危なかったんです。医療従事者を守るPPEがなくなった時に日本での診療体制をどうすればいいのか、その時のプランはあるのかと聞くと、みな真顔で「そんなものはない」と言うわけです。絶対に医療崩壊に至るような流行は起こしてはいけないということが、コンセンサスとして専門家の間でシェアされることになりました。

クラスター対策への批判が高まる

一方で、3月に入り、日本でも感染者が増え始めた時には、僕たちも正直、恐怖を感じていました。押谷先生が、ちょっと無口になったり……。感染者が毎日数十人出て、皆さんの注目を集めるようになってきて、クラスター対策に疑いを持つ人も出てきます。たしかにやっていることは、ほかの国と違いますから。

たとえば、韓国ではとてもたくさんPCR検査をしているというのに、日本はどうだ、という声がテレビや国外の専門家の発信を契機に大きくなってくるのも、3月中旬です。批判が増えて、プレッシャーも大きくなって、でも感染が止まらないという状態でした。たとえばイギリスのキングス・カレッジ・ロンドンにいる渋谷健司先生、昔の僕の上司ですけれど、正面からクラスター対策を名指しで批判するような発言をされるようになりました。渋谷先生自身がおっしゃっていたのは、クラスター対策をしていても見えない感染者がものすごくいるだろう。だから、そういうものを続けていってもほぼ無意味である、と。この頃にはヨーロッパで次々とロックダウンが行われており、同様の対策を早期に実施しなければ、流行制御ができないのではないかという意見です。

一方で、僕らは全く違う考えを持っていました。イギリスでの感染者の急増のパターンを見ていると、感染者を細かに見ることを早々に放棄しているように見えました。サーベイランスがとても雑で、これはドイツなんかでも同じで、最初の頃を丁寧に見られていないことは明白だったんです。だからすぐにロックダウンを始めないといけなくなったのですが、日本では細かなクラスター対策で始まり、2月の後半から続けていたので、一つひとつのクラスターをかなり綿密に、押谷先生の言葉でいうと、「後ろ向き」に、接触を見ていって、感染者を発見する努力をしていたのです。こういうことをしていると、本当に不顕性で見つからないという人を除けば、かなりちゃんと見つけられているという実感がありました。

だから、僕たちからすると、リスクの高い接触はもう分かっているので、それを社会全体で意図的に減らせないかと思っていました。ロックダウンとか、緊急事態宣言とかそういう強固なものがなくても、必要なことを伝えていけば、みんなで接触を削減しようという運動が自発的に起こってくれるのではないかという期待もありました。皆さんご存じの通り、これはそんなに簡単なことではなかったわけですが……。僕にとっては、過去の上司が必ずしも感染メカニズムに対して深い洞察をせずにクラスター対策を頭ごなしに批判して日本を掻き乱す中で、実質はその正反対である押谷先生の考え方に立ち会い、そして本質的に重要な接触削減の問題をどうやって効率的に伝えていくのかという一番困難な問題に悩む、という葛藤の多い時期でした。

コラム　日本独特のクラスター対策

日本のクラスター対策が、前述の「1人が生み出す二次感染者数の大きな分散」に基づいた戦略を取っており、諸外国と比べてもよく練られたものだったことが公に解説されたのは、5月29日の専門家会議においてだった。

諸外国の多くの場合は、新たな感染者が見つかると、濃厚接触者を探して検査をしたり、自宅待機を要請したりして発症するか確認し、新たな二次感染を防ぐ。これを専門家会議は「前向き（Prospective）」な調査、と表現した。

一方で、日本では「前向き」の調査に加え、「後ろ向き（Retrospective）」のアプローチを重視した。つまり、感染者がどこで感染したのか行動を聞き取ってさかのぼり、「共通の感染源となった場」を見出した上で、その場を共有した人たちをも追跡の対象にした。また、そのような場をハイリスクな場として特定し、予防にも役立てていった。

つまり、日本のクラスター対策は、感染症の特性を織り込んで、より切れ味のよい制御法となるようにデザインされたものだ。実際に北海道の「第一波」において有効に機能し、また、その後日本各地で起きたクラスターでも威力を発揮しており、3月初めまでの時点では、少な

【図7】ドイツと日本の比較

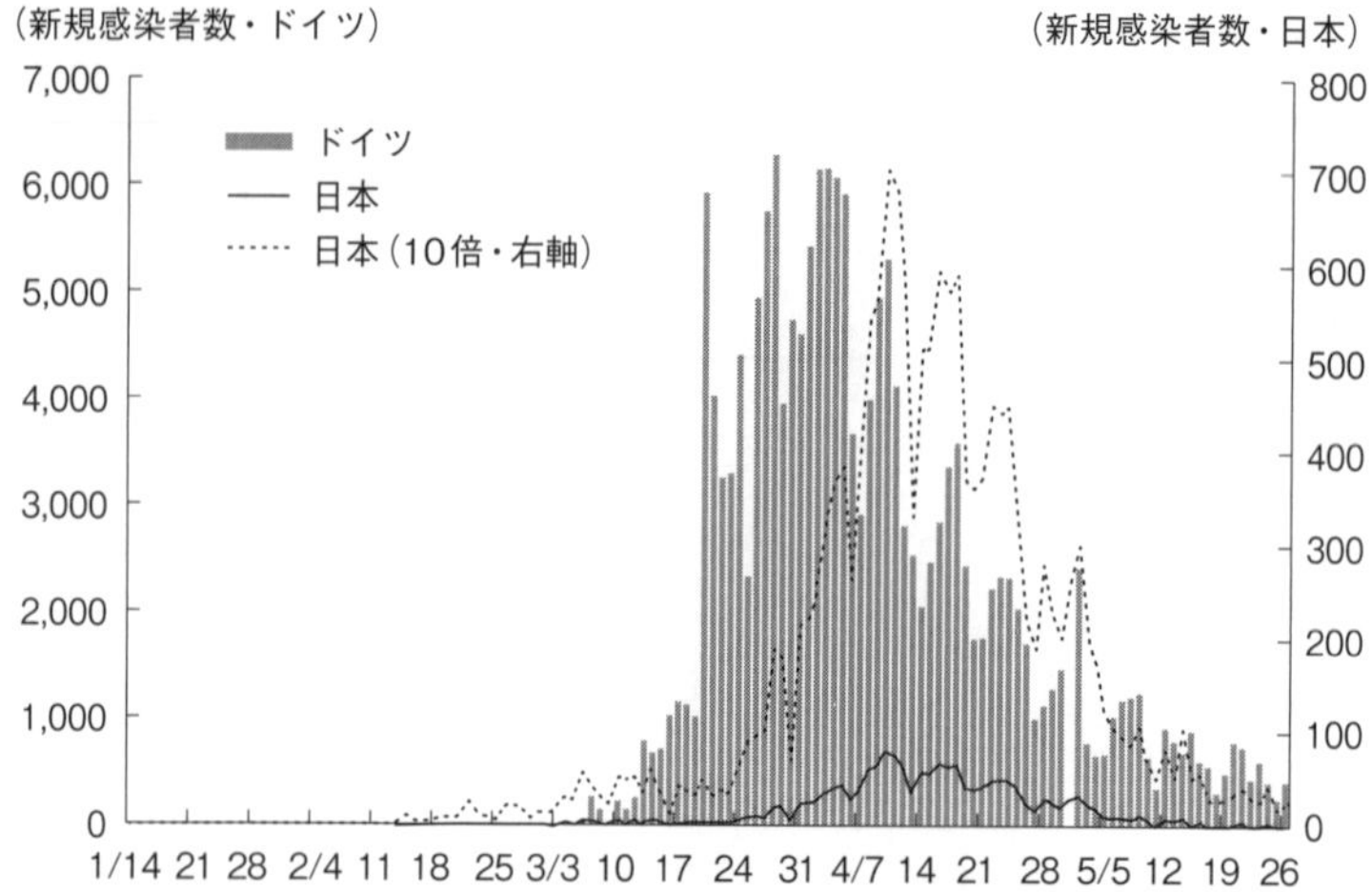

新型コロナウイルス感染症対策専門家会議（2020年5月29日）資料より。
感染者数の動向を比較するために、日本の数値を10倍となるように調整して記載

い検査数でも、かなり伝播の本質に至る全体像を追えていたのではないかと西浦は考えている。日本とドイツの「第一波」の比較資料では、日本のほうが早くから感染者を確認していたものの、感染の拡大は遅く、ピークから収束に向かうスピードは速かったことが示された（【図7】）。

脇田座長の単独会見

伝える方法として、前述したポスターもその後、どんどん進化していきます。しまいには、鈴木医務技監から「お金のことはなんとかするから、大手の広告業者にオーダーを出すことも検討して効果的なリスクコミュニケーションを展開しよう」という話が持ち上がり、武藤先生らを中心に依頼

されました。プロにポスターとＣＭを作ってもらえましたし、「３密」というワードは、流行語にノミネートされるんじゃないかと言われるほどに皆さんに知ってもらえたと思います。果てには「３密」で誰もが連想した壇蜜さんまで関わってくださったりしていたようです。

ただ、それでも社会は思ったようには変わってくれないのがジレンマでした。ポスターなどで行動変容を呼びかけたり、大規模イベントの自粛要請をしてもらったりしているのに、テレビで放映される品川駅の映像を見ているとものすごい人がいます。僕が宿泊していた新橋駅周辺でも、普通にビジネスマンたちが飲食店などで顔を突き合わせて接触をしている状態でした。もちろん、ビジネスの判断も尊重しなければなりません。

そうやっている間に、海外での流行が大きくなって、輸入感染者が増えていることが分かりました。たとえば、エジプトのナイル川クルーズの旅に参加していた日本人が、感染した状態で帰国してきたのが３月中旬なんです。それだけでもトータルで２桁になるくらいの人数でした。そういう状況だったので、３月17日、専門家会議の脇田座長が１人で会見し、厚労省への要望を出しています。どんどんとパンデミックが起こっている状態なので、検疫を強化してください、という内容のものです。

それを受けて国も政策を打ち出してくれました。検疫を国ごとに３つのレベルに分け、レベル３は入国禁止の状態、レベル２は検疫強化対象国、という事務的な整理をしてくれたのです。ただ、これが必ずしもうまく機能しませんでした。

後から分かったのですが、ヨーロッパのほとんどの国がレベル2に分類される中で、イギリスやフランスといった市中で感染が広がっていた国からの訪問者や帰国者を、検査もせず、できるだけ自宅で待機をしてほしいという「要請」だけで入国させてしまっていたんです。検疫強化対象国と呼んでおきながら、実質的には素通りしてしまうことが可能な状態でした。それを聞いた時には、僕たちは青ざめました。これは3月27日に、外務省が入管法に基づいた渡航禁止勧告を出してくださってやっと変わりました。

このままだと大流行が起きる。なぜなら感染のシード、種になるような感染者がいっぱい入ってくるからだと、僕は官僚にも政治家にもいろんな人に訴えました。すると、その度に「じゃあ、鎖国すればいいのかい」「先生、そうは言っても先生の言っているのは鎖国だよ」と、皆さんお決まりのような反応が返ってきました。実際に、その後、ほぼ鎖国のような状態になっていくわけですが、そこまでドラスティックな対応を要求されるという実感自体が、当時はまだ政策決定者に共有されていなかったのだと思います。

意識のギャップが相当大きくてどうにもできないまま、流行に突入していくのが目に見えていた、というのがこの時のフェーズで一番苦しかったことです。

国際協力ボランティアの知られざる「帰国オペレーション」

一方で、大きな危機を未然に防ぐことができた例もあったので、組織内の機微に触れない範囲で紹介しておきます。

ニュースにもなりましたが、3月18日、国際協力機構（ＪＩＣＡ）が、各国に派遣している青年海外協力隊員やシニア海外協力隊員らおよそ１８００人に退避命令を出す方針を決定しました。これだけの数が世界各国から一気に帰国するというのは、感染制御を担う僕たちにとって恐怖でした。

僕も押谷先生も、国際保健の領域でＪＩＣＡとのつながりがあり、押谷先生から直接ＪＩＣＡ理事長に連絡をとってもらいました。それで、「どういう感じで停留をする予定ですか」と聞くと、正直に「詳細はオープンな状態です」とおっしゃるんです。そして、「クラスター対策班の力をお貸しください」と。

それでクラスター対策班が相談を引き受けて国内伝播を防ごうということになり、とはいってもＦＥＴＰはあちこち飛び回っているし、帰国者の停留は国内の接触者追跡ともまた違う話なので、結局、ＪＩＣＡの事業経験や人脈もある国際医療福祉大学の和田耕治先生が、指揮を執ることになりました。帰国した隊員には、東京・市ヶ谷にあるＪＩＣＡの研修施設に滞在してもらいつつ、２週間の健康状態のチェックをする計画です。ただ、１８００人近い人数の健康チェックを人力で毎日行うには、ものすごい数のスタッフが必要になるので、開発されたばかりの帰国者接触者相談アプリをここで使うことを強くアドバイスしました。

これは、和歌山県立医科大学の山本景一先生が、アプリを使う場を探していらして、もともと空港検疫でそれを使おうと思っていたのです。でも、検疫業務は厚生行政なので話が進むのが遅く、こちらで先に使ってはどうかと声掛けしました。停留中の14日の間、熱が出たりせきが出たりということがあったら、アプリに入力してもらって自動で管理できるというものです。

症状が出たらアラートが出るのですが、そうでなくても入力データをCSV（カンマ区切りファイル。データベース、表計算などで使える標準的なデータ形式）で送信することで同日の健康状態を観察した証拠とすることができ、手作業で一人ひとり電話をすることを考えるとゾッとするような数の健康観察を自動化できる点でアドバンテージがありました。その後、他の健康観察でも適用範囲を増やしていらっしゃると思います。JICAは人数としてもアプリの力が発揮できる規模でしたし、対象がみんな日本人で多言語対応しなくても日本語のまま読めるというのもありましたので、積極的に紹介をしました。

それが直接的に影響したかどうかは定かではありませんが、結果的には帰国したボランティアから続発したことが明白な二次感染の連鎖やクラスター発生は国内で観察せずに済みました。

イベントの自粛要請が解除される

さて、そんな中、輸入感染対策の重要な局面の一つとなったのが、3月19日の専門家会議でした。この時には、北海道独自の緊急事態宣言がその日に解除されたことを報告した上で、2月26日から続いていた全国でのイベント自粛要請の解除をどうするか、ということがまずは大きな議論になりました。

その2週間ぐらい前から、大規模イベントに関わるさまざまなことについて、厚労省の幹部や官邸調整役の方々から相談を受けていました。もちろん事業団体それぞれで独自の専門家会議が組織されているのですが、プロ野球はどうなるであろうとか、あるいはJリーグはどうであろうというふうに考えていく必要があるからです。3月22日にはさいたまで、格闘技のK－1の大会が実際に行われたわけですけど、それぞれのイベントの感染リスクがどれくらいあって、一体いつ開催できるかを知りたいわけです。

たとえばプロ野球だったら、東北大学名誉教授の賀来満夫先生がヘッドになって、日本感染症学会の理事長で専門家会議にも入っている舘田一博先生など、専門家の大御所の先生たちが集まってアドバイスを行いつつ、まだなんとか予定通りに開幕しようとしていた時期ですね。リスクを認識している僕からいうと、今はまだ厳しいですよということになるんですが、それについては専門家会議の中でも意見はいろいろで、もう喧々囂々と議論していました。

たとえば、国立感染症研究所感染症情報センターの元センター長で、今は川崎市健康安全研究所所長の岡部信彦先生は、「ずっと自粛を人に勧めていて、これも駄目あれも駄目と言っていても、それは長くは続けられないから、一回緩めるところがあるなら緩めるんだ。大規模イベントもここで挑戦してはどうか」とおっしゃる。それでこの時は、イベント開催の自粛要請を緩める方向でコンセンサスができていきます。

でも、僕は19日の会見の2日前の時点で、「申し訳ないけれども、イベントの自粛要請の解除は、やっぱり中止できないか」と専門家会議の全員と厚労省幹部に対して蒸し返しました。というのも、ちょうど、その時、北海道の流行対策の効果が見られたことと、日本全国の実効再生産数の推定値が一回低下したと分かって、ここで流行制御を一気にやったら国内の流行拡大を止められるかもしれないと思ったからです。2月末から首相の決断で学校を一斉に休校したり、イベントも自粛してほしいと言ってきて、どれが効いているのか分解して検証するのは難しいのですが、たしかに実効再生産数は一時的にしても落ちている。だから、もう少し頑張れないか、と。

そこで、座長の脇田先生が、イベント開催の自粛要請を延長する方向で調整しようと、急遽動いてくださるんですが、厚労省から相当嫌がられました。幹部の方が来て、「こんなに調整が進んでいる中で、それは駄目だよ、西浦君」という話をかなり厳しくされて、医系技官のトップクラスの人たちの部屋まで連れていかれて、「今さら180度転換はやめてくれ」と言われて、泣く泣くやっぱりイベントは開催していいですという話に戻る、というようなことがその数日でありました。

専門家には決定権限はありません。リスク評価として「ここは守らなければ」という範囲を必死にやる。あとは政策判断側に委ねるしかないので、リスク評価結果が政策に反映されない時にはぐっと唇を嚙んで耐えることが必要です。

「オーバーシュート」の誕生

そんな中ですから、危機感をどう伝えればいいのかという葛藤が、ものすごく渦巻きます。

19日の専門家会議に先立つ48時間ぐらい、僕は寝ていないんです。葛藤しながら考えたことや、準備したことが、実は19日の発表に凝縮されていっぱい出ています。

その一つが、欧州でバタバタと人が死んでいることを共有するということです。専門家有志の会でも、東京大学医科学研究所の感染症国際研究センター長でウイルス学が専門の河岡義裕先生が、これはちゃんと知らせないといけないと支持してくださいました。「イタリアのような先進国で流行が止められない。人がバタバタ死んでいるというのは異常事態である」と。これを皆さんに印象づけずして、この先の流行制御はうまくいかないだろうと。これはリアルの話であって、モデルでシミュレーションしたものでもないし、現実として受け止めなければならない。それをきちんとした表現で通じやすいようにということで話している時に、僕が使った「オーバーシュート」という言葉がそのまま使われるようになりました。

感染症疫学の言葉でなく、別分野からの転用です。神経生物学の数理モデルで「発火」というものがあります。神経の信号が出る時に、ポンと電位が上がるのを表現したもので、それくらい垂直に近い傾きで感染者が増える、というのを言いたかったんです。

当時のヨーロッパの国々の感染者のカーブを見るとすごく分かりやすいんですけど、縦軸を感染者数、横軸を時刻にして見ていくと、1日あたり1000のオーダーで、ほとんど真上に上がるように一気に上がっていっていました。今まで見たことがないような増え方です。これは伝えないといけないということで、国別の累積感染者の推移を見せて、この用語を使いながら専門家会議の現状分析をまとめることになりました。

病床が足りなくなる！

さらに大事なのが、病床のシミュレーションです。

3月2日以降、僕は病床のシミュレーションをしていました。人口内での二次感染が起こるプロセスを、数式上でメカニズムそのものを捉えたSIRモデルという数理モデルを使って、武漢のデータを基にパラメータ設定を簡単に行い、日本で年齢群別の感染者がどれくらい出るかを計算しました。そうすると、年齢ごとに重症化する人数が分かるので、必要な病床が割り出せます。そういうのを逐次、アップデートしていました。

その時にシミュレーションで使った基本再生産数R_0は、武漢で僕たちが推定したのが1.4から2.0ぐらいなので、1.7に設定にしています。その結果はというと、ピークまで流行対策がされなくても、なんとか日本のベッド数内に収まるというような数が出ていました。でも、イタリア、あるいはスペイン、フランスの状況を見ていると、これが甘いという危機感を覚えました。それらの国では病院内で院内感染の連鎖が止まらない状態になりましたから。

ヨーロッパでのR_0が2.5ぐらいだと仮定して、また、重症化リスクを最新のものにした上で計算をし直すと、重症患者が必要とするＩＣＵのキャパシティを簡単に超えてしまうんです。今この瞬間にヨーロッパで起こっていることですから、日本でもオーバーシュートが起こると、ＩＣＵが足りなくなる事態がありうるということを伝えないと、と思い、資料に【図8】を掲載させていただいたのですが、これを載せることが、ものすごい反対にあいます。

まず、その病床の仕事を一緒にやっていた若手の厚労省担当者たちがクラスター対策班の部屋に来て、「先生、これはどういうことですか。今までやっていたシナリオと大分違うじゃないですか。都道府県は混乱しますよ」という話をしてきました。でも、私から「都道府県に出す医療体制のシナリオと今回の重症患者のキャパシティは切り離せませんか」というふうにきちんと話しますと、それならばと納得したように帰っていきました。すると、今度は次々と幹部の人がやってきます。最初は課長さんがやってきて、「やっぱり出すの？　どうするの？」とだけ聞いて、「出します」というとそうですかと言ってすぐ帰っていく、かと思ったら、次に局長さんが、その次に審議官が来るんですね。審議官は横に座って「お前、分かっているんだろうな」ぐらいな感じで言うんです。

最終的には鈴木医務技監から携帯電話に掛かってきて、「もうちょっと小さいR_0と並べてシミュレーションして見せてはどうか」と、たしかに良いかもしれないアドバイスをしてくださる中で、最後は裏で私に凄んできた審議官から尾身先生に電話がいって、「西浦を止めろ」という指令が出たようです。でも、尾身先生は自分のところで止めてくれたらしいです。僕は「この図を載せてくれないと、今回の会議では発表しません」「北海道の結果も国として発表することになっていますが、この図がなければ僕はボイコットしますよ。すると、北海道の発表ができなくなります」というようなことを言って、強引に載せてもらうことになりました。

実は、これが後々、なにも対策しないと累積で85万人の重症患者が出て、そのうちの半分近くが死亡すると42万人だという推定のベースになります。この図を出した時のシミュレーションから簡単に計算できるものなんですけれど、死亡者数に関しては絶対に言わないということを、ここでは約束させられます。

父権主義《パターナリズム》か、意思決定支援《リスク・インフォームド・ディシジョン》か

掲載した【図8】をあらためて見てほしいのですが、二つの流行曲線が描いてあって、上の図は0～14歳、15～64歳、65歳以上の3つの年齢群に分けた新規感染者数のシミュレーションです。10万人あたりの人数で出しています。それが、流行が始まってから50日目でピークになるような急激なものになっています。

一方で、下の図は、重症化した人の数で、同じく10万人あたりです。0～14歳はほぼ重症化しないことにしてありますが、15～64歳、65歳以上の年齢群では、流行開始から60日後くらいがピークで、どれだけの人たちが人工呼吸器を必要とするような状態になるかというのが見て取れます。そして、下の方の横線が10万人あたりの使用可能な人工呼吸器数を示していて、待機台数が10台か11台くらい。それが、全く足りないのがはっきり分かってもらえると思います。

だから、有事にそなえて、十分な医療体制を準備するのはもちろん、そうなってしまうのを避けることがもっと大事です、と僕は伝えたかったんです。そのメッセージを強く出すべきであること

【図８】大規模流行時に想定される10万人あたりの
新規感染者数（上）と重篤患者数（下）

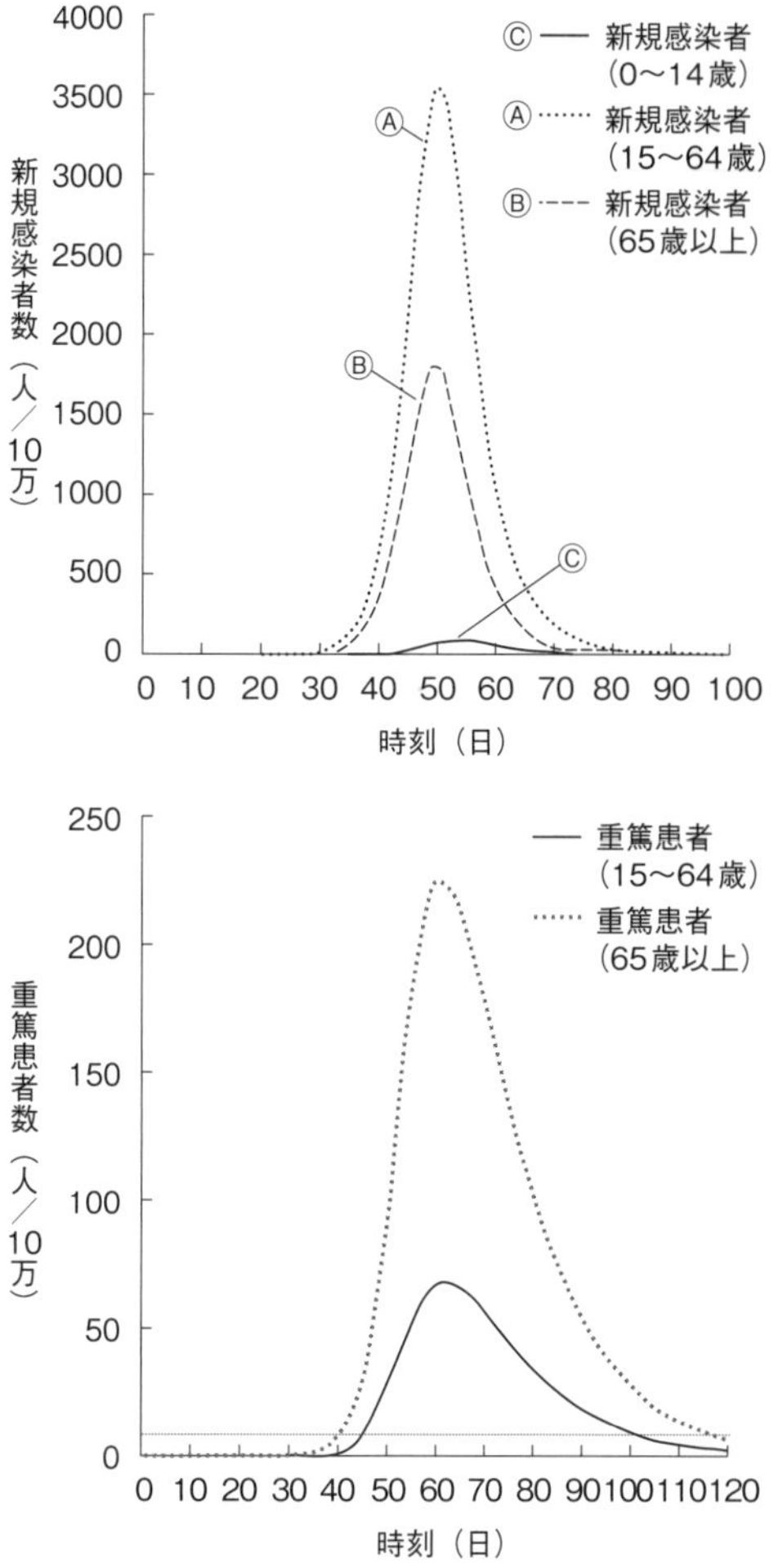

いずれも10万人あたりの新規発生数。下図の横実線は日本国内の10万人あたりの使用可能な人工呼吸器の待機台数（すぐに使用可能な台数）を示す。
新型コロナウイルス感染症対策専門家会議（2020年3月19日）資料より

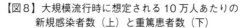

は専門家有志の会の皆さんに賛同いただきました。

この図を出すかどうか議論しながら、つくづく思ったのは、今までの厚労省でのシナリオ分析は、常に父権主義的《パターナリスティック》な発想でやってきたということです。被害想定として何人重症化して死ぬみたいな話が出たとしても、それは密室で共有されて対策が決まるだけで、厚労省から地方に通知を打つ時には、もう科学的概念の説明もなく、ただ冷たい事務連絡通知になっています。「これが想定だからこれだけの数のベッドを用意せよ」ときわめて行政的な上から目線のメッセージです。すごく難しい高度な日本語で書かれた事務連絡の文書で、参考資料として僕の計算したものが入るような形です。ほらよ、と数値をわたして、やりなさい、と各自治体に命令するような形の意思伝達です。

これは、厚労省側にも枷《かせ》になっている部分があって、厚労省側から地方に打つ通知の中では、仮に大変な流行にはなることが分かっていても、地方が手の届く（Reachable）範囲で設定するべき、ということなんです。オペレーション上で絶対に達成できないような数をいっても、厚労省には都道府県から苦情のような文句が来るだけなんですよ。だから、地域が頑張ったら達成できる範囲の病床数を出してほしいというのが厚労省としての基本的なリクエストで、そこで科学とは齟齬をきたすことがあります。

でも、僕は厳しいシナリオを伝えた上でコミュニケーションしなければと強く感じていて、それを主張しました。現に武漢や北イタリアでは医療崩壊が起こったのですから。その現実と向き合って、それだけは避ける策を皆で考えないといけない。リスク・インフォームド・ディシジョンといって、きちんとしたリスクの認識の下に意思決定してもらう。医療の世界では「意思決定支援」と訳されていることもあります。つまり、今ヨーロッパで起こっている流行がどんなレベルのもので、本質的な問題としては、ボトルネックとなる医療の崩壊の可能性があるので、日本でもどれくらいのリスクで病院が崩壊しうるのか、そうなったらどうなるか、きちんと伝えたいのです。

だから、3月19日の専門家会議の提言書の中に、意図してそのシミュレーション結果を入れてもらった時には、サイエンス・コミュニケーションに挑戦する意識がありました。今までパターナリスティックにやってきたところを、僕らはリスク・インフォームド・ディシジョンに挑戦してみたいんです、と話をして、呑んでもらいました。

考えてみると、僕の専門である感染症の数理モデルというのは、リスク・インフォームド・ディシジョンと親和性が高いものなんですね。そもそも、数理モデルで感染症の制御をする方法自体が、それを前提としていて、広く今後の予測を知らしめて、それを避けるために対策をしていくわけですから。

コラム　**3月19日の専門家会議**

2020年3月19日、専門家会議の記者会見は今も、ＹｏｕＴｕｂｅで公開されており、誰でも参照できる（https://www.youtube.com/watch?v=hH79Wv4ys0o）。

その場において、西浦は、座長の脇田、副座長の尾身らとともに、配布資料の内容を説明した。

記者からの質問は、まずは大規模イベントの再開、とりわけこの時点においてはオリンピックの開催をめぐるものが多く、どちらかといえば、一山越した安堵感に満ちた雰囲気だった。

そんな中でも、西浦が資料に掲載した図やその前後の説明に反応した記者もいた。リアルな危機である欧州の様子を参照しつつ、いつ「オーバーシュート」するかもしれない日本の現状認識についての質問に、西浦は一つひとつ言葉を選びつつこのように回答した。

「日本全体の状況について、みなさんには希望の光を見出してほしいんです。……3月に入ってからの日本全体での実効再生産数が1を割っているようですし、これは大規模なメガクラスターが発生するのを避けるために、大規模イベントを避けたり、みなさんができるだけ閉鎖空間での接触を避けたりとか、減らせられる接触を減らす努力をしてきてくださったおかげだと思うんです。みなさんにご不便をおかけしたことを科学者の端くれとしてお詫びしたいと思うんですけど、その影響で感染者数に減少があるかもしれない、こういう対策が効果があるかもしれないと分かったことに、少しだけ希望の光が見えたかもしれないと思っています」

現状、大規模イベントの自粛要請を解除するという話になっているにもかかわらず、西浦の言葉はややネガティブに響く。今ここにあるのは、「成功」「勝利」といったものではなく、「希望の光」である。それも「少しだけ希望の光が見えた」状況である、と。

「今後、市民のみなさんに考えてほしいんですね。今、減らせる大規模イベントを減らす、今減らせる接触を皆で減らすこと。この流行は長期間続きますので、その中で、社会経済活動を最低限続けるレベルを皆で見つけると、もしかすると切り抜けられるかもしれないんです。なので、今ここで、堰を切って接触をするのかどうか、一度、みなさんで考えてもらいたいと、個人的な意見ですが、思っています。今このままの状態だと、これまでの中国とは比較にならないレベルで流行が拡大していますから、そこから感染者は、欧州とアメリカと東南アジアで日本にやってきます。これだけはどうしても止めることができませんので、丸腰で受けると、大規模流行が起こります。あまり残されている時間はないんですが、みなさんでここから社会経済活動を元に戻すのかどうか、考えてもらいたいんです」

確認するが、これは3月半ばの時点であって、特措法に基づく緊急事態宣言の3週間前のことだ。すでに要請ベースの大規模イベントの自粛などで、日本全国で多少なりとも行動変容が行われ、また、専門家会議もクラスター対策班も関わらない首相判断として、学校の一斉休校が3月はじめから行われていた中で西浦はこのように訴えた。まだ本格的な接触制限に至る前の時点で、すでに「自粛疲れ」のようなことが起きており、「元に戻る」モメンタムが強くなった時期だった。

2時間にわたる会見の最後近くで、さらにこのような内容の発言を西浦は付け加える。

「これから、みなさんと話しあいたいと思っています……パンデミックを起こしているので、一定期間、行動を変えないと流行が持続してしまいます。行動の無駄な部分を省いて、しわ寄せを得る社会的弱者を助けながら、なんとか持続可能な道を探れないかということを科学者が寄り集まってクラスター対策班を組織して必死に模索しています。そこに最適な方法があると信じているんですが、状況は厳しいんです。……長期間持続可能なオプションがないか必死に考えています。それが、簡単に納得して受け入れてもらえるものではないかもしれません。どんなふうなものなら受け入れられるか、みなさんで合意するプロセスを専門家としても作っていかなければならないと思っています」

クラスター対策班や専門家会議の大きな役割がデータ分析に基づいた政策助言だとすると、それに加えて、いかに伝えるかという科学コミュニケーションの部分、さらに情報を説明した上での合意形成（リスク・インフォームド・ディシジョン）のためのプロセス作りといったことまでが、非常に大きなテーマとして前面に飛び出した瞬間だった。

3連休、お花見、ツイッター

3月19日の専門家会議を終えて、僕は翌日、2ヵ月ぶりに北海道に帰るんです。ちょうど、6日後の25日が真ん中の子の誕生日だったので、18時間ぐらいだけ帰らせてもらったんですね。すぐにリターンしなければならなかったけど、家族でお祝いをして、家のテレビで自分が何回もテレビに出るのを観るという不思議な体験をしました。テレビに自分の顔が映って、「このまま大規模イベントをやっていると、今までの努力が水泡に帰する」と厳しいことをいっているのを民放が結構使ってくれていました。イベント再開が事実上認められたことを不満に思っていることを妻は見透かしていましたが、「会見で個人的意見として言いたいことを言わせてもらってるからいいんじゃない？　民主的だよ」と感想を述べました。その後、上野公園が花見で人がいっぱいいたり、飲み会をして皆さんが顔を真っ赤にしながら肩を組んでいるような映像も流れて、このまま放置するといけないなという危機感をつのらせました。

やっぱり3月19日の記者会見では、北海道での流行対策がいったんうまくいったことと、大規模イベントの自粛要請が終わるということで、流行はもう終わりだという雰囲気すら出てしまったようです。僕たちが厳しいことを言ったのは、それほど響かなかったわけです。

僕はかなり焦っていまして、22日にツイッターのアンケート機能を使ってみようと思い立ちました（もちろん、過去にそんなことをしたことはありません）。それで、連続ツイートをして、簡単なアンケートをしています。「ひとたび大規模流行が発生すると流行が制御不能となり、都市の封鎖になったり、みなさんや大切な方の命も危険にさらされます」といった説明をした上で、「4月30日までの間、あなたは参加者が50人以上の大規模イベントへの参加を止められますか」とか「4月30日までの間、二次感染が何度か発生した3条件の重なるフィットネスジム、ライブハウス、展示商談会、接待飲食店の屋内接触を止められますか」とか、書いてます。それらは「皆が自主的に行動してこれらが止まれば、なんとか制御できるだろう」という流行対策をする上での心からの願いが凝縮されたものでした。

　すると、回答欄に不備があることを指摘されたり、「サンプルの偏りが危惧されます」とか、「ツイッターをやっていない方もカバーしての調査をお願いします」とか、すごくざわざわしました。僕はそれまでツイッターをほとんど使っていなかったので、どんな人が使っているか知らなかったんですけど、どちらかというと、知識層で、ハイリー・インテリジェントな人が多いのだそうですね。なぜこの人がいきなりこんなことを言っているんだといろんな憶測をする人もいたと思います。

　そうこうするうちに、ツイッターよりも「サーベイモンキー」みたいなアンケートサービスのほうがふさわしいと教えてもらって、ばたばたとそっちに切り替えて、みたいなことをやりました。最初は、サーベイ結果を必ずしも政策に利用できないと明示していなくてまずかったし、アンケートには別の目的があるんじゃないかと勘繰られることがあったりしつつも、8割ぐらいの人が密な場所での接触を控えたりできると回答してくれて、その点では、前向きなものでした。

　とはいえ、リスクコミュニケーションの武藤先生たちがいうには、こんなことで簡単に行動が変わると思うなよ、と。ツイッターだけではなく、もっとメッセージを伝えないといけない社会の層もあるんだと。そんなふうに教えてもらいました。

NHKはとりあげてくれない

じゃあ、どうするかということで、一番効果的かなと思っていたのがNHKです。ちょうど「3密」の知見を伝えるために『クローズアップ現代+』に出ることになっていたんですが、そこでいま持っている危機意識を伝えると支持してくれる人たちがあらわれて、行動を起こしてくれるということが、これまでの出演や会見からも分かっていたので、ツイッターでは届けられない声を日本全国に届けてもらおうと考えました。

プロデューサーにお願いしたんですよ。その時はヨーロッパから感染者がたくさんやってくるというのを、みなさんが実感する直前でした。でも、このままだと流行してしまうので、それをなんとか食い止めたい、みんなが行動を変えて対策すれば、この大規模流行は防げると強く主張したいと。

それで、1人当たりが生み出す二次感染者数の分布の表を見せながら、科学部のインタビューを受けたんです。分布図を見てください。右裾の部分は密な環境で起こっていますよ、オッズ比が18倍ぐらいですよ、というような話をして、よしこれで伝わったと思ったら、放送ではその、「行動が変われば制御ができなくはない」という話が完全にカットされていました。恐らく科学部は僕の意見に慎重になったんですね。強く言ってきているけれども、はたしてそのまま流していいものかと。僕は30分ぐらいかけてその話をしていたんですが……。

次の朝、大変に落ち込んで、押谷先生にその話をぽろっとしました。「僕はまだ封じ込めを諦めていなくて、国民に接触を避ける運動を起こしてほしかったんですけど」と。すると、押谷先生が寂しそうな顔をしながら、「実はＮＨＫは僕のことを疑い始めているんだよね」というような弱気なことをおっしゃいました。クラスター対策への風当たりが強くなり始めた時期でした。

医師に訴える

もう一つ試みたのは、医療従事者向けの発信です。専門家として、押谷先生や鈴木基先生などとは感覚を共有していましたが、医師でも少し離れた専門の先生方とは共有ができていないのではないかと思ったんです。

ツイッターでも限界があるのが分かり、「知の伝道者」の協力が必要でした。私よりも名前が知られている感染症専門家や医療ジャーナリストたちがいます。そう考えると、伝道者が説明することで「接触の削減が必要だ」と分かってもらえますし、この流行を止めようという意識を一般社会に浸透させるための協力者は医療従事者しかいないじゃないか、と。そこで、医療従事者向けのサイト、m3.com（以下m3）の記者に話をしました。

編集長の橋本佳子さんが、「西浦さんが書く記事だったら、今みんな興味を持つから、なにかできることがあるんだったら協力しましょう」ということで、すぐ載せてくださいました。m3は会員制で、医療従事者しか見られないんですけど、この記事は大切だからとＹａｈｏｏ！ニュースにも転載してくださいました。

それで多くの方が読んでくださったんですが、差し迫った危機感を伝えるためにちょっとセンセーショナルな書き方をしています。「助けてください」というタイトルをつけて、本文でも「解禁ムードが広がることを大変危惧」「今こそイベント自粛とハイリスク空間回避が必要」として、「非常識を承知で分かりやすいようにミサイルで例えると、1月から2月上旬は短距離ミサイルが5～10発命中した程度ですが、この3月のパンデミックの状況というのは空から次々と焼夷弾が降ってきているような状態」と言っています。実際に輸入感染者数を考えても、2月上旬までは1桁だったのが、3月は累積すると100人を超えていそうでしたから。

今は接触を減らさなきゃならないんだよ、どういう接触が危ないんだよ、ということを適切に話せるのは感染症の知識もある医療従事者なので、皆さんに今、伝道者になってほしいのですとお願いしています。するとやっとみんなに伝わって、国立国際医療研究センターの忽那先生や聖路加国際病院の坂本史衣先生など感染症の専門家の先生方も呼応して、行動を変えることに関して話をしてくれるようになりました。

これは本当にありがたいことでした。海外での惨状が日本でも起こりうる、でも、それは避けることができるリスクなんだ、ということが一般には十分伝わらないながら、医療従事者の中で危機感がある程度共有できるようになったのですから。それでも、やはり、すでに種は播かれていて、僕たちは2週間後に答え合わせすることになるのです。

コラム

コロナ専門家有志の会

しばしば西浦は「有志の会」について言及する。

これは、専門家会議でもなく、クラスター対策班でもなく、それらの構成員とさらに別の関係者が参加しているボランタリーな集団だ。4月5日以降、公式サイトを立ち上げ、またツイッターのアカウントでも情報を公開するなど、表からも見える状態になったが、それ以前から、週末にミーティングを持ち、行政の中で与えられた役回りを超えた意見交換や意見調整を行ってきた。

これまで大きな注目を集めることはなかったものの、西浦が振り返る感染制御のストーリーの中では、要所要所でこの有志の会が鍵となっていた。新型コロナウイルス感染症対策の初動で幸運だったのは、西浦が声掛けしたFF100から始まって、この有志の会のように、さまざまな立場で感染症制御にかかわる専門家たちがインフォーマルに意見をすり合わせる場が2月の時点ですでにあったことだ。

メンバーは、専門家会議の全員と、クラスター対策班の主だったメンバー（西浦はもちろん、FETPの関係者も）、さらにはCOVID-19の患者を受け入れている病院の医師や科学コミュニケーションの専門家など。場所を提供したのは、専門家会議のメンバーで東京大学医科学研究所の武藤香織教授（公共政策研究分野）だ。科学コミュニケーションや医学分野の倫理を守備範囲にしている武藤は、感染症対策がもたらしかねない差別などの問題に目を光らせており、またSNSの使い方についてしばしば西浦に忠言をするような役割を担ってきた。その武藤の研究室のセミナー室に専門家たちが毎週末集まり、肩書きや立場に関係なく平場の議論を交わしたという。

「有志の会の集まりは、フェイス・トゥ・フェイスを重視していました。港区白金台にある東京大学医科学研究所のずっと奥のほうにヒトゲノム解析センターというビルがあるんですけど、そこに武藤先生の研究室があります。20人ちょっと入れるセミナー室があって、この感染症対策の歴史的に重要なことは、いつもそこで起こっていたと言っても過言ではないと僕は思っています。もちろん、僕たち専門家が関わる範囲内でのことですが。毎週末に、必ず主要メンバーが集まって、本音で意見交換を行ってきました。みんなエキサイトして話しますし、僕も何回もぶち切れてました。これは、僕だけじゃなくて、尾身先生も、脇田先生もそうです。週末の限られた時間ですけど、3時間、4時間、喧々囂々、侃々諤々、本音で語ることができる貴重な機会を、あのセミナー室には提供してもらっていました」

今回の感染制御で、専門家会議もクラスター対策班に参加している専門家たちも、こと感染制御の大枠に関して基本的には一枚岩で、極端な意見の対立は、少なくとも外から見る限りはなかった。これは、2011年の福島第一原発事故の際の「専門家」との大きな違いだったのではないだろうか。原発事故をめぐって専門家と名乗りうる人たちの中で、あらかじめ意見が根本的かつ両立不可能なくらいに食い違っている状況下では、一般の人々は不信を募らさざるをえなかった。今回は、そこまでの対立はなく、専門家たちが互いに敬意を払い合い、団結しているようにも見えたことは、感染症対策としても幸いなことだった。

さらに、それだけではない役回りを、有志の会は果たしていく。

「国との軋轢に関してクッションになってくれる役割もそこが担っていました。さまざまな官邸主導のナンセンスな政策が連発される中で、政府との距離感について皆さんの本音を漏らしつつ、話し合える場だったんです。さらに、どう伝えるべきか、というコミュニケーションの問題も、です。特措法に基づいた緊急事態宣言をすることになった時には、まずは自分たちが特措法について勉強した上で、メディアに向けた勉強会をして地ならしまでします。これは自分たちがやることだろうかという議論も当然あった上で、やらざるをえないという結論になりました。パニックを避けるための情報を伝えることは必須だと考えてのことです」

メディア向けの勉強会は何度か開催され、専門家会議の記者会見ではとうてい力バーできないテーマを議論して、記者たちとのコミュニケーションを深める機会となった。

感染制御のための専門家集団は、まさにその大きな目的のために、科学コミュニケーション上の冒険にも乗り出した。その際、基盤となったのが、このようなインフォーマルな場であったことは、今回おぼえておくべきことの一つだ。

6　東京、大阪、そして夜間の休業要請へ

3月19日の専門家会議から4月7日、特措法に基づく緊急事態宣言が東京、神奈川、埼玉、千葉、大阪、兵庫、福岡の7都府県を対象に発出されるまでの19日間は、各地でじわじわと新規感染者が増え、一般市民にとっても落ち着かない日々が続いた。

クラスター対策班の西浦らは、特に東京と大阪について深い関心を持ち、「オーバーシュート」を防ごうと奔走する。西浦らの目には、データ分析を通じて大規模流行が起こってしまう近未来が見える。ただし、それは、計算の前提となった部分に介入できれば、望ましい方向へと変えることもできるものだ。だからこそ、見えてしまう未来を少しでもよい方向へと導くために動き続けた。

西浦の努力、そしてクラスター対策班の努力は、時には功を奏し、時には不協和音を立てつつも、大局的には感染者増加の大きなうねりのなかに呑み込まれていった。それはそのまま、行政にとっても一般市民にとっても「予言者」のように感じられる西浦の訴えが次第に現実のものになっていくのを目の当たりにすることでもあった。

この時期、突出した対応を迫られた東京と大阪の事例を中心に語ってもらう。

モバイル空間統計から東京と大阪の危機を知る

時間が前後して申し訳ないんですけど、3月14日とか15日の時点で、東京と大阪には「そろそろ流行が来る」というインフォーマルな連絡をしているんです。

国外から感染して日本に帰ってくる人が多いということが分かっていたことが一つの理由です。それに加えて、僕たちは、NTTドコモが厚生労働省に提供してくださった、モバイル空間統計のデータを分析のために利用できる環境にあったので、それに先立つ頃から、空港に到着した人たちがどこに向かっているかというデータを分析していました。すると、成田や羽田着の国際線で帰ってきて日本に入国した人たちの行き先は、ほぼ東京の都心なんですね。東京都と周辺の県にちょっと散らばっていくわけです。そしてそれ以外のほとんどが大阪で、他の道府県は少ない。

そこから自明なのは、海外から入ってくる感染者が原因で次に流行が起きるとしたら、まずは東京と大阪だろうということです。だから、相当の確率で起こりつつありますよ、ということを伝えています。

その時に、厚労省の中でなにが起こっていたかというと、まずは病床数を確保することに対する心配です。厚労省の2階の講堂にある本部には、医療提供体制班があります。この感染症のボトルネックは医療提供体制なので（流行が拡大すると病院のベッドが足らなくなるので）、本部の中でも最も重要な役割を担う班で、医政局から人が出ています。

当時、神奈川のベッドのプランが卓越していたんですよ。日本一でした。なぜかというと、ダイヤモンド・プリンセスの問題があったからです。クルーズ船は横浜に寄港したので、臨床現場では突発的に入院需要が起こりました。かつ、クルーズ船の乗客は比較的高齢で基礎疾患を持つ方が多いので重症患者も多かったのです。それでいち早くベッドの用意の仕方を考えて、流行状況をレベル1、2、3、4と段階で番号を付けて、レベル2がレベル3になったら300床増やすとか、どの病院に任せるというようなことを、知事とその周辺のブレインが主導で素早く考えていたんですね。それと比べると、東京で同じことができるかはまだ不明で、大阪もベッド数としては多くありそうだけど、まだそのプランを発表していない段階でした。

さらに不安だったのは、東京は埼玉、大阪は兵庫といった隣接する県のベッドが足りなくて、すぐに溢れる可能性があったことです。埼玉の場合は、東京がバックアップして運命共同体になる以外になさそうです。兵庫県も足らなくなったら広域搬送して大阪でバックアップをすることを視野に入れなければならない。つまり、もともと病院が多い東京と大阪にしっかりしてもらうしかないのです。

医療体制の整備は、僕自身が最初から持っていた危機感ではなく、厚労省側から僕に説明をしてくれて、協働して対策を開始することになったものです。整備を担当する医政局は、各都道府県にベッドを確保して、医療の混乱を起こさないようにしましょうという指示を出したかったわけです。

そこに、リアルタイム予測を一緒に添えたいということで、僕が必要な病床数のシミュレーションをしました。

必要な病床数予測を伝える

それで、東京都と大阪府にシミュレーションの結果を送ったのですが、単に文書だけを送るんじゃなくて、東京と大阪の医療体制の担当の部長さんに会いに行っています。僕ではなくて、厚労省医政局の医系技官と、国立保健医療科学院の齋藤智也先生が土日を使って足を運んでくれました。齋藤先生は危機管理の専門家で、クラスター対策班でも中心的な役割を担ったひとりです。立ち上げの際、西浦研の大学院生たちを助けてくれたことを先にお話ししましたね。

中堅世代の同年代の技官と齋藤先生が直接伝えたのは、「近々、流行がある可能性が高いので、医療体制を整備してください。至急がいいです」というニュアンスの話です。一方で、僕が草案を作って厚労省内部の決裁を通した分析結果がどんなものかというと、3月17日に作った「案」の文書を見ますと、東京では、19日までの患者が414人（うち重篤者／32人）になり、次の7日間で患者3116人（うち重篤者／242人）、さらに次の7日間に患者1万7932人（うち重篤者／1395人）というものでした。

その上で、今は「警戒段階」ですよと位置づけて、都と府で感染予防の対策を強化してくださいと言っています。たとえば、3密を避けてくださいとか、全国のイベントがまた再開されたとしても、東京都では中止を呼びかけることを検討しませんかとか、東京都内外の不要不急の往来の自粛を呼びかけてくださいといったことです。

そして、段階が上がって、「積極的な介入段階」になったら、全域の不要不急の外出自粛の要請をしなければならず、緊急事態宣言も考慮することになっていきます、それをもとに医療体制の確保をしないといけないのではないですか、と。扱いとしては「意見交換のための未定稿」だったそうです。

こういう内容の文書を、厚労省内では本部の局長クラスはもちろん大臣にも事前にレクチャーをして決裁をし、齋藤先生たちが持っていったのですが、東京と大阪の反応は対照的でした。大阪については誤解と拡大解釈に基づいて、結果的に僕が恨まれることになったような気がしています。余裕があれば僕自身で連絡をして誤解を解くことができたのですが、流行前夜のような状態ですので、こちらも手がいっぱいでした。

大阪は大きく反応する

初動の時点では、まず大阪で大きな反応がありました。

国政では野党にあたる政党の方が首長をしていることも関係あるのかもしれません。まずは、大阪市の松井一郎市長が、メディアの前で「厚労省からの通知が届いて、これから流行するリスクが高いらしいから、兵庫県との往来を自粛する要請を至急考える」と言って、大阪府の吉村洋文知事が3月20～22日の3連休、大阪・兵庫間の往来の自粛を要請しました。

これは僕らが思っていたものとはだいぶ違うもので、やっぱりこういうコミュニケーションは難しいということを強く感じさせられました。大阪市長と府知事は、大阪から全国に散らばるということではなく、県境をまたぐ移動をとにかく止めないといけないと受け止めて、中でも、兵庫県だけをターゲットにしました。阪神圏の往来が一番多いからなのかもしれませんが、その結果、兵庫県知事との間が険悪な雰囲気になったとニュースで見ました。大阪側からの事前調整がなかったということでしたが、兵庫県との往来だけをピンポイントに止めても流行制御に直結しないことは皆さんすぐに分かりますよね。発表の前に厚労省の連絡担当などに一言でも事前相談をもらっていれば……。

これについては、話をしにいった技官と齋藤先生がまず幹部から厳しく注意をされました。でも、これはきちんとしたプロセスを経ており、そもそも審議官・局長や大臣を通した上で医療体制班が出しているものです。しかもフォーマルには通知ですらなく、メモとして渡したものなんですが、こちらには連絡なく公開されることとなりました。やっぱりコミュニケーションは難しかったということです。

僕も怒られました。大阪での流行が危惧されているデータも含めて情報を共有しないといけないということで、翌週の週末、専門家有志の会に大阪府の専門家会議でアドバイスをしている大阪大学の感染制御学の教授、朝野和典先生を招いたのですが、その場で、「あんな文章渡したら誰だってびっくりするよ。大阪府の政治家の戦略は、この後、対策をして乗り切ったら、そんな流行は起こらなかったじゃないかと君を責めた上で、いろんな自粛要請などを緩めていくということだからね。僕は失敗だと思うよ」というようなことを伝えられました。実際、自粛に後ろ向きな大阪の政治家は、緊急事態宣言後の経済的ダメージの話をそらすためにも、僕をターゲットにして宣言が本当に必要だったのか、かなり執拗に（でもチープな質で）責め立ててくることになります。

朝野先生自身、感染症の制御のために、我慢強く大阪府の対策に応じていたのです。その当時、大阪府がやろうとしていたのは、3月の末まで頑張ってみて流行が起こらなかったら、こんなの起こらなかったじゃないかといって、いろいろなことをリリースしていくというものだったそうです。厚労省からの「メモ」が来てびっくりしたポイントというのは、何千人、何万人というふうに増えていく予想が書いてあったことです。指数関数的に増えると実際にそうなりますので、仕方がないことなんですが、僕たちが政府との間で苦心し続けた、感染症の専門家と政治との間の駆け引きを、あちらでも独自に頑張ってやっていて、そこに水を差してしまったんだなと、朝野先生に直接怒ってもらって、僕らも把握できました。

東京都とは壮大なやりとり

東京都のほうはもっとどっしり強い反応というか、「度胸のある」反応でしたね。メモを渡した後で、都のサーベイランスの担当の部長さんと医系職員の幹部の方から僕に電話が直接あって、

「感染者の中でリンクがない人のデータを分析して予測を出したのだろうけども、実は、東京都が感染経路不明と発表している人の中にも、リンクがある人はたくさんいるんですよ」と言うんです。

つまり感染源が分かっていても事情があってはっきり言わないほうがいいと判断したケースに関しては、ずっと感染源不明と書いていたそうなのです。「そこも含めたデータを渡すから、もう一回分析してくれまいか」と言われました。

そのやりとりは複数回続きます。最初に渡したデータよりも、さらにリンクが分かった人が多かった、みたいな連絡が来て、その都度、数値を改定して戻す──予測を修正するキャッチボールをしつつ、それを見ていた厚労省の審議官はにんまりしていました。東京都が開示してくれなかったデータがこのプロセスで交換できた、と。これで、やっとみんな腹の内をさらけ出して流行対策ができる、そういう変化をよくぞ引き出してくれた、くらいな感じで賞賛されるというか……。でも「東京の担当は君に対して『おぼえてろよ』って思っているでしょうけれどね」と注意もされつつですが。同じことをした結果として、大阪では叱られたけど、東京では褒められる、そんなおかしなことが起こっていました。なお、結果的には、その時のインフォーマルなメモについて、私たちには全く連絡はなく東京都から公開されるに至っています。

僕がやりたいと思っていたオープンサイエンスからはまだ遠いものの、国と中央の大都市との間でのキャッチボールがなんとか始まったわけです。

さらにその頃、専門家会議の河岡義裕先生から、東京都知事の特別秘書の方を紹介していただき、都の技監など現場の人と都知事の両方に通じるチャンネルができて、ネットワークが広がっていきました。

コラム　**数理モデルの予測とコミュニケーションの難しさ**

西浦が、できるだけ情報を開示して、リスク・インフォームド・ディシジョン、すなわちリスクを知らせた上での意思決定に資することを理想とするのに対して、大阪・東京とのやりとりは、同じ情報を提示しても、コミュニケーションの方向性が大きく違ってしまい、思いも寄らない結果を引き寄せることがあることを示している。

「リスクを知らせた上での意思決定」は、知らされたリスクをどう理解するかという部分があってこそ、健全な決断につながるものだろう。しかし、それぞれ役所の中での専門家である医系職員を擁する担当部署で受け止めているにもかかわらず、首長の判断に至るまでのプロセスで、どこかで違う理解に至った。

原因は、おそらくたくさんのことが絡まり合っている。

西浦は情報の発信の仕方について思い悩んでいるわけだが、一方で、受け手の側も、数理モデルによる予測をどのように扱えばよいのか不慣れだったこともあるのではないだろうか。特に、大阪の事例は、西浦らのメッセージを摑みそこねた上で、筋の違う対策に出てしまった感があり、内部での混乱がしのばれる。

また、まるで予言のごとくのちに実現することになる「最初に示された数値を『当たらなかった』と悪者にするシナリオ」は、短期的には都合よく収まりのよいものであっても、長期的に見ると、科学的な思考を政策や市民の行動に役立てる際のベースとなる信頼や価値を毀損するものになることもここでは指摘しておきたい。つまり、この場合の情報の出し手である西浦らの意図と、受け手であった大阪府や大阪市の双方に不利益を与えかねない反応を引き出すことになってしまった。

一方で、東京都の事例も、あくまでも密室の中での意思決定において、西浦の推定が理解され、役立てられたに留まる。この過程でのやりとりがブラックボックスであったことは、のちに東京都がメディアからの批判を受けることになった。

しかし、そのような「反省」ができるのはまだまだ後のことだ。コミュニケーションとしての達成度について大きな課題を残しつつも、仮に「その場しのぎ」であっても、なんとかしのがねばならない大きな波が、目前に迫っていた。

「PCR検査が少ない！」の大合唱

世間では、PCRのキャパシティが足りないことで、ざわざわしていました。たとえば朝のワイドショーがこのころ人気の隆盛をきわめていて、もう検査、検査、検査という話がされるようになっていました。

特に感染して発病した人にいえることなんですが、検査が十分にできていないこと自体はそのとおりなんです。でも、流行対策の本質は、そこだけではなくて、大事なところは他にいっぱいあるんですけど、「検査ができていないから」「本当の感染者数が分からないから」ということだけに固執すると、やらなければいけない他のことが進まなくなってしまいます。

PCRのキャパシティ問題は、専門家会議を率いてきた尾身先生にとってもずっとフラストレーションで、そもそも日本では体制がしっかりしていないんです。よく言われるのは、インフルエンザの簡易キットが普及していて、そのキットに保険点数も付いているので、病院でものすごくよく使うんです。それで、わざわざPCR検査をする必要がなく、もともとキャパシティが低かった。それに加えて、今回、行政検査として、地衛研（地方衛生研究所）で無料の検査を行うことに一本化する絵を描いて、固執し続けた厚労省にも責任がないわけではないと思います。病院でさくさく検査をするとか、やろうと思ったら各大学にPCRができる設備はいっぱいあるので、もっと広げることはできたはずですが（実際に文部科学省が全国の医学部や理学部などにPCR検査体制のインタビューをしてデータをとりましたが）、厚労省は即座に動いてはくれていませんでした。

そんな中で、感染者が増えていくので、クラスター対策に対して批判が強まります。流行が制御できていないけど、あんたたちのセオリーで大丈夫なのか。欧米はロックダウンしているぞ、と。

少しずつ接触の追えない人も出てきていましたし、批判する方は、PCR検査をもっとしないとだめだというのと、クラスター対策の不完全性をつなげて考えるようになりました。そもそも検査キャパシティが少ないからクラスターばかり見ている日本の政策が悪である、という意見ですね。検査が逼迫しているのは間違いないんですが、そこだけを批判しても目の前にある危機には立ち向かえない、ということは理解してもらえませんでした。

この感染症は未知のものなので、科学的根拠が十分でない中で、対策をしながら新たなエビデンスを見出して対処しているわけです。それに対して不安を覚える人が少なくないのはわかります。受診の目安の問題もあって、発病してから1週間以上経ったところからやっとクラスターを追跡することになるので、その点でも頼りなく見えて仕方なかったでしょう。

でも、僕たちがそれに対して「実は、こうなんだ」と伝えようにも、なにも発言できないんですよ。不信や不安が蔓延する中で、僕たちに足りないことの一つは「声」を持たないことなんだと、つくづく思いました。僕たちには、それこそ何週か遅れで、『NHKスペシャル』や『クローズアップ現代+』で語るくらいしか方法はなく、そこでも伝えたいことを常に採用してもらえるわけでもなく、ただ単なるサンドバッグのようになっているという状態でした。厚生労働省の参与という立場でもあるので、他のメンバーのことを考えずに一つひとつをディフェンスするために表に出るわけにはいかないし、そもそも、すでに分析キャパシティを超える感染者が出て全く余裕がないくらい忙しかったですから。

僕はまあタフなほうだと自分自身で思うんですけど、押谷先生はボディブローを打たれているように、すごく苦しむんですね。とても高潔な方なので、自分がやるべきことをできていないかもしれないという疑いがある時、真剣に、真摯に、自分自身に厳しい問いを投げかけるんです。だからこの頃、一度、押谷先生は、体調を崩しています。

都内でリンクが追えなくなる

そうこうするうちに、３月下旬、明らかに指数関数的な感染者数の増殖が認められるようになってきました。そして、都内の接触者追跡が苦しくなっていきます。

最初は港区で、六本木・麻布地域の飲食店があるから苦戦していたところに、市中で大きく伝播をするので、もう追えない状態になっていきます。それに次いで新宿区が全ての濃厚接触者を追うのを止めている可能性があるという情報が入ります。世田谷区でも感染者が多発して、接触者が追跡できない、と続きました。

そんな時期に、東北大学の今村剛朗先生から重要な情報が入ってきました。今村先生は、押谷研の助教で救急をバックグラウンドにしている医師です。クラスター対策班員でありながら、東京都独自の実地疫学調査チームＴＥＩＴ《タイト》（国の積極的疫学調査を実施するＦＥＴＰの東京版。ＦＥＴＰのＯＢ／ＯＧの医師を含め、都内での疫学調査を統括するプロチーム）と一緒に東京のデータをまとめる要の役割をしてくれました。その今村先生が東京のデータのアップデートを僕らに毎日送ってくれて、その中で、感染者の特徴と最近の動向をものすごく精細な目で分析しているんです。

3月後半から銀座での流行が出始めました。銀座は、後にいう、〝夜の街クラスター〟ですけど、やたらと「社長クラス」の方たちが感染しています、と。それに続いて六本木や麻布で感染者が増えました。これも富裕層が感染していたようです。どうもお金持ちが多いのがおかしいですね、それに、追跡調査に応じてくれない店や人が多いんです、と。今村先生が夜間の接待飲食業や居酒屋で相当数の感染者が出ていて増殖スピードが速く、他方で接触がつながっていかない（全てのリンクが追えない）ことを伝えてくれました。

この頃、東京都は果敢に踏み込んでいます。どこかの接待飲食店から感染者が見つかったら、その店を訪問して調査をさせてもらい、休業要請をしています。それでも、調査に応じてくれない店も人も多くて、そうこうしていると、風営法でいう遊興業に相当する多様な職種、あるいは接待を伴う飲食業に関連する人たちが次々と感染し始めます。

そこでの伝播が止まらず、感染するスポーツ選手や芸能人も増え始めました。こういった情報が、毎日、今村先生がTEITと分析し、届けてくれるのです。そこに必要な病床数の話が出たので、自分で東京都に話をしに行かないといけないと思いました。このままでは、接触者を追跡するクラスター対策ができないので、東京都に対し、夜間の外出自粛の呼びかけをしてはどうですかというオプションを伝えたくて、根拠となるデータを送った上で、特別秘書にお願いして小池百合子都知事と面会できるようアポを取ってもらいました。

「先生がこれを発表してくれますか?」

それで、オリンピック延期が決定した3月24日だったかな、夜間に都庁に呼んでもらいました。クラスター対策班のいろいろな職務が終わって19時くらいから面会しました。その時が、僕が都知事に会った最初です。

都庁の知事室の隣に応接室があるんですけれど、そこに特別秘書と副知事、感染症対応をしている福祉保健局の局長や技監が来られていました。省エネの影響で照明が弱かったのかどうか定かではありませんが、薄暗い応接室で話をすることになりました。

僕は「夜間の外出自粛要請を含めて都民に呼びかけることは一つのオプションです」という話をします。その時は積極的に「対策をしたほうがよいと思います。可能であるオプションはこれとこれ」というような話にまで踏み込み、自分としても科学者の領分から少し踏み出していたと思います。やれることとして、夜間の外出自粛要請をする、あるいは感染症法の下でより果敢に接触者を追跡していくようなこともできる、など、いろんなオプションについて語りました。

そうしたら、都知事は「これはぜひ都民にアナウンスをすべきだ。よくぞ言ってくれました」と喜ばれました。それと同時に知事や周りの人から「先生がこれを発表してくれますか?」と何度も聞かれるんです。

僕はその時にどういう意味かが分かっていないので、「別にいいですよ」と言ったんですが、帰る時にもう一回、特別秘書から「先生に言っていただくということでいいですね」って念押しされるんですよ。これが実はトラブルだったのだと、厚労省に持ち帰ってから知ることになります。

夜間の外出自粛へ

僕はその頃、厚労省でほぼ毎日大臣に会っていましたので、クラスター対策班についている課長と一緒に「こういう話を東京都と一緒に発表します」と、夜間の接待飲食業に関連すると考えられる患者数をまとめた資料を作って持っていったんです。そこでトラブルだと理解したわけです。

後々発表したのが【図9】です。東京都の資料に出ているもので、最初のものとは違いますが、どういうことが書いてあったかは分かります。

まず、確定日ごとに新規の確定患者がどれだけいるか。色の付いているところを「特定業種に関連した事例」としてあります。その特定業種とは、風営法の接待飲食等営業、特定遊興飲食店営業、深夜酒類提供飲食店営業など、法律に基づく分類です。こういう特定業種から、かなりまとまった数の感染が起きているので、ここが中心的に流行を広げていることが確実そうで、流行制御を考える上で重要ですよ、ということを示しているものです。

それを見た大臣は、ちょっと困った顔になりました。そして「西浦さんの口からは言わないで」とおっしゃるんです。僕が言うと、厚労省を代表して発言しているように伝わってしまう。そうすると、それは厚労省の責任になる、ということを気にされているのです。流行対策としては重要な

【図9】東京都：孤発例における特定業種※に関連することが疑われる事例の集積

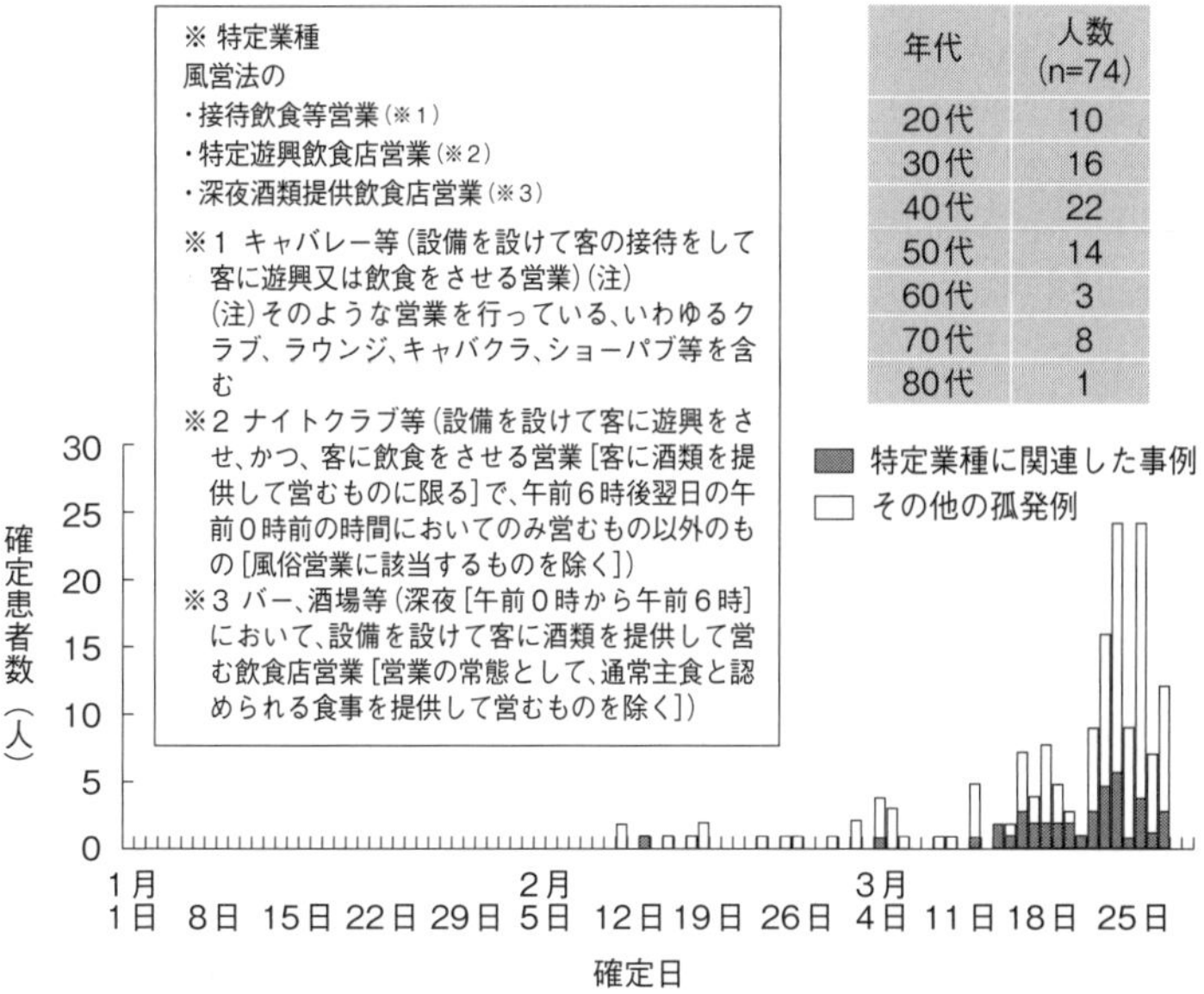
※ 特定業種
風営法の
・接待飲食等営業（※1）
・特定遊興飲食店営業（※2）
・深夜酒類提供飲食店営業（※3）
※1 キャバレー等（設備を設けて客の接待をして客に遊興又は飲食をさせる営業）（注）
（注）そのような営業を行っている、いわゆるクラブ、ラウンジ、キャバクラ、ショーパブ等を含む
※2 ナイトクラブ等（設備を設けて客に遊興をさせ、かつ、客に飲食をさせる営業［客に酒類を提供して営むものに限る］で、午前6時後翌日の午前0時前の時間においてのみ営むもの以外のもの［風俗営業に該当するものを除く］）
※3 バー、酒場等（深夜［午前0時から午前6時］において、設備を設けて客に酒類を提供して営む飲食店営業［営業の常態として、通常主食と認められる食事を提供して営むものを除く］）
特定業種に関連した事例
その他の孤発例
確定患者数（人）
30
25
20
15
10
5
0
1月 1日
8日
15日
22日
29日
2月 5日
12日
19日
26日
3月 4日
11日
18日
25日
確定日

年代	人数（n=74）
20代	10
30代	16
40代	22
50代	14
60代	3
70代	8
80代	1

東京都内保健所の積極的疫学調査結果を厚生労働省対策本部クラスター対策班が整理したもの（3月30日）

ことかもしれないけれど、「そんなに簡単に約束しちゃ困る」ということでした。

とりあえず東京都と相談しますと持ち帰り、東京都と厚労省の間で壮大なやりとりが始まります。僕は最終判断まで直接関わりませんでしたが、まずは事務レベルで折衝をしていただいたのです。電話とメールと両方で、30回以上。2日間ずっともう「どちらが言うのか」、その話ばっかりです。

東京都の技監から携帯電話で再度「うちとしては先生に言っていただくと大変いいんです」と言われたので、厚労省側の意思はこういうことですと伝えたら、では業種の書き方を変えればどうか、というふうに展開していきました。最初の案では、「風営法の△△」ではなくて、僕は「キャバクラ」とか「ラウンジ」のように実際にクラスターが起きた場所をファクトとして書いていたんです。でも、それがいかんという話になって、それを風営法の一号二号として……、というようなキャッチボールが続きました。僕は途中でそのやりとりからは退出させてもらいましたが、東京都も厚労省も両方とも、これを言うのに本当に慎重を期す必要があるのだ、ということがよく分かって勉強になりました。

最終的には、3月30日の記者会見で、知事が言うことになりました。バー、あるいは接待を伴うキャバレーやクラブ、というふうな言及をしてくれて、資料としては風営法の一号の店種で、その中にバーやキャバレーがありますという整理になりました。

今では当たり前のように使われている「夜の街」や「夜間の接待を伴う飲食業」という言葉も、この時から使われ始めました。そのころ僕たちが必死に考えた用語で、「夜間の接待を伴う飲食業」については僕が会見でふとそんなふうに表現したのがきっかけです。「夜の街」は昔からある用語ですが、この会見が契機となってナイトタウンへの偏見に繋がる表現であるかのように誤解されかねない、という懸念も出てきたため、その後はできるだけ「夜の街」を使わないようにするなど、呼称の難しさに直面しました。

そして、この会見を経て、実際に休業要請が打たれることになります。

夜の街の電気が消えるのですが、そこを起点に実効再生産数は1を割るんですよね。これは、ずっと後になってから分かったことで、今のところ研究レベル、自己評価ではありますが、この時の東京都での会見をやってとても良かったと今でも思っています。

その一方で、この感染症の本質に対して、専門家が自ら切り込んでしまった時でもあると思っています。この感染症では最後まで割を食ってしまう職種や場所ができるわけですけど、その典型的なところに対策をしなければならないということがはっきりした瞬間でもありました。どのような業種で起きていて、そこに踏み込まないと流行が止まらないということが理解され、この後の専門家会議の提言書にも入っていくことになります。

コラム　志村けんの死

西浦が都庁での、専門家立ち会いの下での都知事会見にのぞんだ3月30日の前日深夜、コメディアンの志村けんが新型コロナウイルス感染症による肺炎のため亡くなり、そのニュースが日本国内を駆け巡ることになる。ＳＮＳには突然といってよい死を悼む言葉が溢れた。

西浦にとって流行対策の画期となったこの日は、一般市民にとって目に見えない抽象的な恐怖だったウイルス感染症が、一気にリアルに感じられた日でもあった。

後に報じられたところでは、志村は都内の飲食店での会食で感染した可能性が高く、東京都内の一連のクラスターで「夜間の繁華街」がフォーカスされる中での、ある意味典型的な犠牲者であったことも分かってくる。

西浦は、「専門家が自ら切り込んでしまった」と語る。専門家が切り込まなければ、地方自治体が主体となって本質的な部分に即座に踏み込める状況ではなかったからだ。

感染症対策は、時として、公平ではない。一部の人たちに負担をしいてしまうことがある。たとえば、夜間の接待飲食店はこの感染症ではもっともハイリスクな場所の一つとして、このあと常に言及され、また対策の中心的な部分に置かれる。

そのような感染症の本質的な部分に専門家が自ら切り込んだことは、即効性のある効果的な対策をできるだけ遅延なく打ち出せるという意味でまずは画期的であったものの、その際に割を食う人々をどのようにケアするかという問題については、宙ぶらりんのままになった。

しかし、そもそも行政が打ち出す対策のスピードが致命的に遅い時、その対応を待ってから動いては、取り返しのつかない事態に陥ってしまうかもしれないのである。つまり、欧米で見られた、医療崩壊を伴う「オーバーシュート」だ。

なんとかここでは、流行の焦点だった東京都において実効再生産数が1を切るような状況を作り出すことができた。もっとも、それが分かるのはずっと後のことである。また、一度、1を切ったからといって、すぐに戻ってしまうと元の木阿弥だ。ひとたび増えてしまった感染者数は、従来のクラスター対策が追いつかない域に達していることは間違いなく、ここからは単に実効再生産数を下げるだけでなく、感染者自体を減らす必要があった。

そのために必要な対策は——。

大いに議論の対象となる「接触の8割削減」が、表舞台で対策の主題として語られるのは4月になってからのことだ。

第3章

緊急事態と科学コミュニケーション

7 病院クラスターが止まらない

3月23日、東京都台東区の永寿総合病院において、かねてから肺炎症状があった入院中の患者2人がPCR検査で陽性を示したと公表された。その後、患者とその家族ら131人、職員83人の計214人が感染し、入院患者43人が亡くなる国内最大規模の院内感染クラスターとなった。3月末から4月中にかけて、日本各地の病院の中でも、もっとも差し迫った壮絶な現場がそこにあった。

3月28日は、千葉県香取郡の福祉施設にて、職員31人、利用者26人の計57人の感染が確認され、こちらも最終的には121人が感染、2人が亡くなることになった。

さらに、3月31日、東京都新宿区の慶應義塾大学病院にて、研修医の1人がPCR検査で陽性であることが分かり、次いで、この研修医と会食で同席していた他の研修医などを中心に、計18人の感染が明らかになる。

PCR検査の拡充を望む声が高まる中で、仮に検査を拡充できたとしても、保健所が対応できないほどの負荷がすでに掛かっていることも明らかになってくる。

世は混沌の度合いを深めていく。

クラスター対策と緊急事態の分水嶺

東京都のクラスター対策の現場は、東京都の実地疫学調査チームＴＥＩＴと、保健所が手を組んで頑張っていました。夜間の繁華街への対応が一筋縄ではいかないのは先ほども話しましたが、かなり踏み込んで接触調査をし、果敢に営業停止の要請もしてくれていました。

でも、そういう状態が続くうちに、いつのまにか市中で感染が起こって、その先のリンクの枝葉にあたる人、特に高齢者が発症して入院してくるようになります。そして、病院や福祉施設内でのクラスターが目立ち始めます。

東京では、台東区の二次救急の要となる永寿総合病院で、大きなクラスターが起きました。僕も昔東大に勤めている時近くに住んでいたので、休日に子どもを診てもらったこともあり、よく知っている病院でした。

要の病院なので、周りの施設とつながっているんです。谷中、根津、千駄木、いわゆる谷根千エリアの南側のあたりで、たとえばデイケアセンターに来た人が調子を崩したらすぐに入院できるよう提携しています。普段だったらそれはよい方向に働くのですが、流行中で大変なのは、そこで感染が広がってしまうことです。実際に、関連する高齢者福祉施設で感染者が出現し、その後で施設利用者の夫が感染して……と広がっていきます。このあたりの感染地図を作ると、どんどんと関係者のまわりにプロットが打たれていくわけです。

台東区の保健所のキャパシティを思い出して、個人的に心配していました。何度か僕も訪ねたことがあったので、台東区の保健所に、感染症に強い保健師が1～2名いることは知っていました。台東区はホームレスの人への炊き出しをいつもしているところに行って、結核の検診を勧めるなど、結核対策で有名なんですよ。でも他の保健所と同様、人数が必ずしも十分ではないんです。NHKではよく港区の保健所を取材していましたが、あちらは感染症対策のチームが、机の島二つ分、10人以上でやっているとして、台東区は（臨時の方も入れば二桁だったでしょうが）通常はそこまでいかないのかもしれず、急速に増えている感染者の接触をとうてい追いきれないだろうと思いました。

そうこうするうちに、実際に都内の保健所の中には、追跡を諦めかけるところが出てきました。先に触れた港区、新宿区、世田谷区もそうなのですが、届出の情報を見れば分かるんです。感染者情報というのは手書きで、その届出書をファックスすることで情報を伝えていました。居住地とか年齢とか発病日というような基本的な情報に加え、誰から感染したのか、どの場で感染したことが疑われるか、職業、などなどを記入するのですが、途中から居住エリアは入っているけど、接触に関する情報が空欄のままになったものが増えていきます。発病日すら聞き取っていないものまで出てきて、これはもう接触者追跡を諦めてしまったと分かるんです。

実際のところ、その頃からいわゆる検査難民あるいは入院難民という方が東京都内の流行地域に出てきていることがわかりました。症状があって接触もあるけれど検査を待っている状態の方、検査結果が陽性に出たけれどもすぐに入院できるベッドへ誘導してもらえずに自宅療養をしている方です。

こうなると接触者が追えない以上、クラスター対策は不可能です。ここがクラスター対策と緊急事態との間の分水嶺になります。

押谷先生が炎のように

すでにニュースや病院の報告書で公になっていることですが、そうこうしている間に永寿総合病院で院内感染がさらに広がりました。最初は一つの専門の内科のフロアだけで起こっていたものが、複数のフロアに広がるし、医師と看護師に感染者が出現し、もっと感染規模が大きくなるかもしれないというニュースが入ったところで、押谷先生のスイッチが入りました。相談をしている間もなく、もう足が動かざるをえなかった、という感じでした。

それまでは厚労省の本部を通じて情報を聞き、FETPを信頼して、クラスター対策班である僕たちは我慢強く観察し、分析することに徹していたのです。でも、病院の中で伝播が起こって、病院から漏れ出てコミュニティで広がっている状況は、イタリアのような爆発的増加の火種を想起させました。押谷先生は、ここを起点に東京がもっと厳しくなるかもしれないと考えたのだと思います。それで感染研の鈴木基先生を連れて、上野にある台東保健所に行くんです。僕が東京都庁の知人から携帯電話のテキストメッセージで知った話では「押谷先生が炎のように乗り込んできた」のだそうです。

でも、こういう時、行政は行政なりのやり方で冷たく接します。「邪魔してくれるなよ」とすごい目で見られる。そもそも、ＦＥＴＰは要請ベースで入りますし、東京都内でそういう要請が出たケースはありませんでした。鈴木先生の説明では、「あんたたちはなにをしに来たんだ」という怒りを含みつつ、「自分たちが巻き込まれているこの状況は、これからどうなってしまうんだろう」という怯えも伴った感じの目で見られるというのが、地域と国との関わりの最初なんです。

ＦＥＴＰの人たちは「その目」に慣れていますし、そもそもＦＥＴＰは要請ベースです。地域が助けてくれといって、初めてＦＥＴＰが派遣されていきます。でも、今回は要請があったわけではなく、先方の所長は困惑されながらも対応してくれたそうです。そして、どういう状況かを確認し、検査体制をきちんと見直すという相談をしました。人が必要ならなんらかの形で出すという話もした上で、接触者追跡を諦めないことになりました。

第二のダイヤモンド・プリンセス？

一方で永寿総合病院での伝播は、じわじわ広がっていきます。

まず院内のゾーニングが、必ずしも最初からできていたわけではないようでした。つまり、感染者が出たところとそうでないところを、厳格な動線や役割分担をしながらも分けないままの状態で、複数のフロアで感染者が出ていた。極端な表現をすると、ダイヤモンド・プリンセスと同様、初動の感染対策が十分でなく、感染症のプロを必要とする状態だったといえると思います。

FETPは地域へ出払っていたので、ここでは国立国際医療研究センターの協力をあおぎ、専門家を派遣してもらいました。専門家会議の大曲先生の下で薬剤耐性や院内感染の制御を扱っているチームがあって、そのトップの具芳明先生にクラスター対策班の一員として入ってもらい、リーダーをしていただいたと聞いています。

それで、具先生たちに任せようということになったんですが、残念ながら永寿総合病院から、別の病院に感染が広がります。お医者さんは、よく複数の病院を掛け持ちするんです。何曜日はどこそこ病院で、何曜日はどこそこ病院、と。永寿総合病院は慶應義塾大学病院の関連病院なので、そこから人が派遣されていました。そうすると、慶應の先生が感染して発病し、研修医たちの間でクラスターが発生します。

残念なのは、飲み会で伝播が起こったことです。メディアに写真まで出て、どうも王様ゲーム的なものをやっていて、男性―男性のキスで結構な人数が感染してしまったと報道されました。当事者たちは、ここからの医師人生を否定されるくらいの勢いで怒られたと思いますよ。相当に言われて反省したと思うので、もうここで許してもらって、しっかり医師キャリアを積んでもらえれば、とは思いますが。

ノーマークの病院にも広がる

こういった一連の出来事を皮切りに、潮目が変わっていきました。

都内の他の医療機関でも、クラスターが発生していきます。大きく報道された公表情報としては、中野江古田病院があります。民間の療養型病床といって、高齢者、特に寝たきりに近いような状態で、医療のケアを必要とする人がたくさん入っているところです。本来は、比較的ゆっくりした、急性期の対応があまり起こらない病院で、調子が悪くなると積極的な延命をするというよりは、むしろ看取りをすることが多いのです。

そんな病院でクラスターが発生するはずがないと最初は思いました。急性期病院と違って患者の出入りは激しくありませんから。でも、感染して症状がない人が訪問して病院に入ってきた時などには、そういうノーマークの病院でも起こるということが分かったのです。今までは救急で患者を受け入れるから、それで伝播が起こるというような見えやすい理由があったんですけど、そうじゃないところでも起きたのは予想外の事態で、ここまで来ると制御が難しいなというのをみんなが実感します。

さらに、すでに語られている話ですが、この病院では、感染者が十数人出たところで、管理職的な立場にあった看護師が残念ながらやめてしまいます。複数の病院を抱えて全国展開で運営されていたのですが、非常に厳しい危機の中での統率が困難をきわめることになりました。療養型病院では医師も非常勤でつないでいることも多く、要になる看護師の中心人物が不在になると、すぐに立ち行かなくなります。そこで、東京都医師会が至急でヘルプに入りました。ナースの指揮には、感染管理で指示を出せる人ということで、日本看護協会の災害支援ナース制度で派遣してもらいました。本当に大事な時しか災害支援はお願いできないのですが、そのオプションをついにここで行使します。

東京都医師会に突撃してお願いする

こうなってくると、保健医療従事者の間での伝播を防がないと、流行対策ができなくなるという危機感が、僕と押谷先生の間で募ってきました。医師、ナース、あるいはヘルパーが、最初の感染者として病院に持ち込んでしまうことも結構あったのです。この時は東京都が中心ですから、今なにが起こっているか共有して、どうすればいいのか話し合うために、東京都医師会の尾﨑治夫会長と話をしたいということでアポを取ってもらいました。

東京都医師会のビルは御茶ノ水にあって、雨が降っている日でした。もう日が沈んだ後で、僕は皇居を横目で見ながらずぶ濡れになって走っていった記憶があります。その前のミーティングが御茶ノ水に近かったので、ジョギングに飢えていたこともあって走ることにしたんです。ただ、ひさしぶりに走ってみると、自分の体が流行の間にでかくなってしまい、イメージするペースでは走りきれない。これはいかん、これはいかんと思いながら、待ち合わせた場所に遅れて着くと、押谷先生は丸ノ内線で先に着いていて、医師会のビルの中で落ち合った記憶があります。

雨が強く降る午後の面会は、夜9時スタートでした。そこから2時間半みっちり話し合って、11時半ぐらいに終わるような感じでした。もうその頃はベッドサイドの医師はみんな忙しかったんです。それでも、重要なことだからというので会長だけでなく、副会長、理事が全員揃っていて、院内感染を予防するためにどうしたらいいのかと意見を聞かれました。

僕がアイデアを練った上で特にお願いしたのは、まずは、医療従事者が休みやすい環境にしてください、つまりちょっと症状があってもシフトがきつくて休みを気軽に取れないと流行が起きてしまうから、誰かが欠けてもなんとかなるような体制づくりをしてください、ということでした。さらに、東京都ではありませんが、残念ながらライブハウスに出かけて感染したナースが発病して病院で伝播、というケースがあったので、医療従事者や福祉従事者には、しばらく外での接触を控えてもらうように注意喚起できないかとお願いして、そうですね、やりましょう、と対応していただけることになりました。

それと同時に、医師会からの不満の声を届けてもらいました。厚労省がしっかりせんといかんだろうと。特に尾﨑会長から、「西浦君、ナイトタウンの対策に踏み込んだといっても、居酒屋にはなにも手を打っていないんだな。なんでやらないんだ！」ともっともなご指摘をされました。向かい合って唾が飛ぶような環境で話をして、飯を食うと伝播が起こりやすいというのはすでに分かっていました。唾液からウイルスが出ているわけだから、居酒屋での伝播はあるだろうと。なんで踏み込めないんだというような話をされました。僕は「政府の政治家の先生と頑張って話します」とお答えしました。

でも、実際にはそれは難しい。居酒屋対策は僕も主張していたのですが、法律上では風営法ではなくて食品衛生法での管理となり、職種として行政上ほかのレストランと境界がなく、お酒を置いているレストランというので区分するとしても、ラーメン屋でもお酒を置いているわけです。踏み込みが難しいんですけれど、でも医師会も真剣に伝播を止めたいんだ、危機意識を共有できている同志なんだ、ということが通じる濃厚な2時間半でした。

帰り際にはタクシーまで呼んでくれて、「頑張れ」と送り出してくださいました。車窓から外を見ていると、夜の街の明かりが消え始めていました。夜間の繁華街での伝播が止まるだろうと期待できるわけなんですけど、それは2週間後にしか見えないのです。

僕はこの時、だんだん物事が混沌としてきたと感じていました。つまり、自分たちがサイエンスとして分かっていて制御できるだろうという範囲から感染者のデータが離れていって、どう客観的に考えても制御ができない状態になっていくのを目の前でなすすべもなく見ている感覚です。

押谷先生は、おそらく僕よりもずっとつらいのだろうというのは、一緒に流行対応をしながら横目で見ていても分かっていました。それが分かればこそ、押谷先生がちょっと体調がすぐれない中で、もし倒れられるようなことがあったら僕が頑張らないといけないんだなと緊張が少しずつ高まっている時期でした。

8　緊急事態宣言の舞台裏で、科学コミュニケーションの場が準備される

専門家有志の会でのコミュニケーション

3月の後半には、どうやら緊急事態宣言が不可避であろうということが分かってきました。そこで、特別措置法がどういうもので、そのオペレーションの間はどうなるのか理解しておく必要がありました。その時も、国立保健医療科学院の齋藤智也先生が重要な役割を果たしてくれています。

彼は僕たちの中で特措法について一番詳しくて、法律がどういう立て付けでできていて、なにができてなにができないのか、それぞれの休業要請や時間短縮などに関して実施主体が国なのか地域なのかといったレベルから、一つひとつ整理してみんなに教えてくれました。彼がいないと本当に大丈夫だっただろうかと心配になるくらいで、感謝しています。

そういうことを、3月21日、28日、そして、緊急事態宣言直前の4月5日、と3回にわたって、武藤研のセミナー室で話し合っているんです。専門家会議が真摯にこの感染症に立ち向かう鍵となるような議論をしてきた場がこのセミナー室です。来られない人はZoomで参加し、地方の現場に出ている感染研やFETPのOBメンバーが、その状況を教えてくれます。それがやがて「専門

家有志の会」と呼ばれるようになりました。専門家会議、クラスター対策班、さらに関連領域で深く関わっているメンバーが、ボランタリーに寄り合って、流行対策について今持っている全知識を出し合う場です。

リアルタイム予測で情報を伝える

僕自身は、3月21日の時点で、感染者が増える予測をメンバーたちに伝え始めています。その場には、国立国際医療研究センターの大曲先生、駒込病院の今村先生という、状態の厳しい患者さんを受け入れていた専門医たちもいて、現場でのベッドの状態をフィードバックしてくれていました。現場としても少し感染者が増え出したかなというような時期でした。

この時点ではまだ「よそ行きの」（外に出せるレベルの）質を保ったリアルタイム予測といえるほどのものは作っていなかったんですが、現状の観察データが指数関数的な感染者数の増加をすると想定した数理モデルに適合してデータを分析しており、「そのまま増加するとこうなる」というようなことを専門家内で伝えています。これが、4月に入ると、毎日新しいデータが入るごとにその後2週間の予測がアップデートできるようになっていきました。これは、大学院生のスンモック君、そして、ロンドン大学衛生熱帯医学大学院で博士課程に取り組んでいた遠藤彰君が帰国して、検疫期間が明けて合流できたので、手伝ってもらいました。

このリアルタイム予測では、感染者の数と属性を見ています。感染者の発病日と診断の日付の他に、属性としてはまずは年齢と、夜間の繁華街、医療機関、福祉施設といったハイリスクなところとそれ以外というふうに分けて、データをアップデートして入れるごとにそこから先の2週間ぐらいが予測できるようなモデルです。

これから増えそうですという話をしていて、それを大曲先生などに伝えると、その瞬間にキリッとした表情をされるんです。「わかりました。みんなに今のうちにしっかり寝て休息しておくようにと伝えておきます」と言って、本当にそういう指示を出して取り組んでくださいました。そこからは特に臨床の先生たちが家に帰れなくなるぐらい大変になっていくわけですけど、そのトップにこのような責任感を持って取り組んでくださる人格者がいたというのは、この流行で幸運だったことの一つだと思っています。

パニックを起こさないために

有志の会の専門家たちが気にしていたのは、緊急事態宣言でパニックが起こらないかということでした。東日本大震災の原発事故の時、当時の民主党政権の政府が言っていることが信頼できなくなって東京を脱出した人がいっぱいいました。緊急事態宣言が出ると、センセーショナルに報道されて、それと同じようなことが起こらないかということを恐れたのです。というのも、東京では病床数があるから、多少はキャパシティがある状態でも、地方はそうではない。避難先の道府県で発病して重症化したら、大変なことになります。まだビジネスでどうしても必要な人は出張をしていた時期で、実際に東京出張を契機にして感染し、地方に戻ってから発病する人が増えていました。

石川や福井のクラスターがそうでした。営業で東京に行って感染して、そこからさらに飲み会を介して広がる、とか。そうすると、石川県、福井県、富山県というのは相当ベッド数が厳しい中で突然に感染者数が増えて満床になってしまう、という心配があります。

これはなんとかしないといけないということで、僕と長崎大学熱帯医学研究所の助教の山藤栄一郎先生と2人で至急でデータ分析をして、クラスター対策班発で、経団連に出張を控えるようにいってもらえないかという依頼文を書いています。こういうものも一回一回大臣などを通してやるので、夜な夜な作ることになるのですが、今までに東京から移動して発病した例や、あるいは都市間の移動によって発病した感染者をリストにして並べました。

その時の文章案を見てみると、「企業による遠距離出張に伴う感染者の情報提供」というタイトルで、日付は4月2日です。3月末ぐらいまでのデータを分析して、3月中旬以降に大都市から地域に移動して感染する人が多発していて、3月10日以降だと23人、26日以降はもっと多い。年齢分布は20代4人、30代5人、40代5人、50代6人で、生産年齢人口が中心、つまり、サラリーマン中心ですよ、と。これは、東京都が強く不要不急の外出自粛を求めた期間にも発生していて、患者情報から出張名目で移動していたことが分かっています。よって、「民間企業での出張に伴う移動を自粛いただくことが求められる」と。

より具体的には、遠隔地域の出張を一律自粛してもらって、ゴールデンウィーク明けまでオンラインでリモートワークを推奨できないかという話をして、東京を含む首都圏と大阪を含む近畿圏が流行しつつあるので、そこへの出張は必ず控えてくださいという内容です。もちろん、対応できるところに限って、ということではあります。かつ、夜の街での接待なども、その期間は控えてくださいというような依頼を、その時期にはしていました。

するとと、経団連の中西宏明会長が実際に、会長会見でそういう話をしてくれました。ちょうどＬＩＮＥと厚労省の協力による大規模な症状や接触に関する調査を実施するため、ビッグデータを扱える慶應義塾大学の宮田裕章先生がクラスター対策班に出入りし始めた頃で、彼が「中西会長とは面識があり、明日会うからちゃんと言っておきます」と念押ししてくれたのが大きかったと思っています。テレビでご存じの方もいると思いますが、宮田先生はとてもスタイリッシュな方で、クラスター対策班の中では「何者なんだ、このスーパーサイヤ人は！」みたいな感じで見られていました。何度も会っていると彼の美だとかファッションに対する考え方やこだわりが理解できて次第に受け入れていくのですが、特徴的な研究者ですから、最初の印象でビックリされる方が多いのですよね。とても優れた若手研究者です。

とにかくそういう背景があって、心配したのは東京や大阪からの空間的な流行拡大です。ここで緊急事態宣言があったら、その時点で、仕事が休みになった生産年齢人口も一気に地方に散るかもしれない。これまでは、営業でどうしても行かなければならない人が、感染して帰ってくる程度にとどまっているけれど、もしも東京から逃げる人がたくさん出ると、地方に一気に拡散してしまうかもしれない、というのが、専門家たちが恐れていたことです。

これだけは避けたいので、すぐに政府に伝えて止めてもらえればいいんですが、そういうコミュニケーションのチャンネルがその時点ではないわけです。安倍総理が緊急事態宣言を決断するかどうかというのは、政治的にはとてもセンシティブな話題だったので、それ以外のチャンネルとして僕が専門家のみんなに頼まれます。あんた小池都知事と親しくなったでしょうから、都知事から言ってもらいなさい、と。そこで、特別秘書に連絡をしてお願いしたら、都知事のＹｏｕＴｕｂｅにゲスト出演することを先に依頼されましたが（笑）、そのアナウンスをしてくれるという話になりました。それで、僕が４月５日に小池都知事のＹｏｕＴｕｂｅにゲスト出演をした翌６日に、外出自粛の中でも特に県境をまたぐ移動はしないように、東京を一気に離れることは控えましょう、と呼びかけてくれたんです。

メディア勉強会の始まり

でも、それだけでは足りないのは分かっていました。都知事が市民に向けて一声掛ければ、それで解決というわけにはいきません。

こういう時には本当にメディアの伝え方が大事なので、有志の会の武藤先生と田中幹人先生が音頭を取って、メディア勉強会を開いてくれました。田中幹人先生は、早稲田大学政治経済学術院の准教授で、メディアコミュニケーションの専門家です。有志の会に加わってくれて、メディアにどう向き合っていくか、いろいろ知恵を出してくださいました。

それで、3月末と4月の第1週の週末、メディアのみなさんとの勉強会を呼びかけました。新聞とテレビに分けて、それぞれ3時間ずつ。それを2日ですから、計12時間です。「専門家有志の会とともにじっくり勉強する会をやりませんか」というような声掛けをして、昼間の2時から5時までが新聞で、5時半から8時半までがテレビというふうになりました。

新聞社は主要紙で、それも科学技術系のデスククラスの人を絶対入れた上で来てくださいというふうに、かなり上手にリクエストを出してもらいました。テレビはNHKと主要民放でした。2週目は加えてBuzzFeedさんとか独立した記者の方など、キーになるメディアにも意識して入ってもらいました。

その場で、専門家がどんなことを伝えたかというと、まず僕から話したのは、接触が削減された社会というのがどういうものかを説明してください、ということです。医療は動くし、電車も動くし、スーパーマーケットも開く、エッセンシャルワーカーは働きますよ、と。もとから決まっていた緊急事態の話の再確認ですね。これは欧米の都市封鎖、ロックダウンとは違うんだということです。そして、近い時期に段階的だけど、8割削減を目標にする必要があるかもしれないと、この時点で「8割」の試算も示しています。

この8割については、メディアのみなさんは、それほど大きなものだとは、その時点では思わなかったようです。おそらくは、欧米でほとんどが罰則規定を伴うようなロックダウンをしていて、それに比べると穏やかに見えたのかもしれません。あるいは、横浜市立大学の佐藤彰洋先生というデータサイエンスの教授が、ＳＩＲモデルを観察データに当てはめて分析し、「９割８分ぐらいの接触が止まらないと東京での流行は止められない。西浦さんが言っている程度では足りないぞ」というような話を盛んにされていた時期で、むしろ「８割で大丈夫なのか」というふうに聞かれました。

一方で、僕が強調したのは、移動に関しての話です。緊急事態宣言下の地域からその他の地域への移動は控えたほうがいいので、経団連への要望でも添えたデータなどを見せつつ、みなさんに伝えてくださいとお願いしました。

ほかのメンバーたちからは、可能な限りリモートワークを進めていかなければならないとか、センセーショナルに不安を煽るのではなく具体的にどういう暮らしをしていくか指南するような報道をしていくことが求められる、など、お願いを含む専門家レクチャーがありました。

結果として、この２回の勉強会は、ものすごく時間をかけてやった甲斐があり、有意義だったと思っています。本音をいうと、テレビの記者からもらう質問は新聞記者とだいぶ異なっていて、緊急事態宣言の話をしている中で、３割４割はダイヤモンド・プリンセスの話とか、そこに乗った岩田健太郎先生との確執についてとか、あるいは元感染症研究所の岡田晴恵先生がワイドショーで言っていたＰＣＲの問題についてとか、本筋で議論すべき緊急の未来志向のテーマから外れがちではありました。それでも、それは専門家を含めて情報提供が限られていたために生じている問題でもあるわけです。粘り強く話し掛け続けて、結果として緊急事態宣言が出た時に、そう大きな混乱は起こらなかったのではないかと思います。

これは奇妙な経験でした。地ならしを専門家がどんどんしていって、背後で国はあまりそんなことは知らない。厚労省はいっぱいいっぱいで、緊急事態宣言は厚労省の仕事じゃないので、そこに踏み込みたくないわけです。一方で、内閣官房も各省庁の寄せ集めで構成されているので、こういう話ができるかというと、難しいだろうと僕らも分かっていて、とにかく専門家が流行を混乱なく制御するんだぞという意気込みでコミットしていきました。その象徴ともなるのが、このメディア向けの2回にわたる勉強会、トータルで12時間のコミュニケーションだったと思います。

コラム　メディア勉強会と、ネットでの発信をめぐって

「コロナ専門家有志の会」のメディア勉強会は、緊急事態宣言下で感染症対策に関心が集中する中で、一定の情報提供に成功した。西浦が最初の時点で自覚していたように、これは異例中の異例のリスクコミュニケーションだった。「専門家有志の会」は、専門家会議やクラスター対策班とメンバーを重複させつつもその名の通りボランタリーな集まりだ。しかし、実質的に、風雲急を告げる感染症対策をよりスムーズに伝えるための「地ならし」を、公の機関になりかわり行うことになった。その仕掛けが「勉強会」だった。

この時期以降、一般市民の目からも、「専門家有志の会」の存在が見えるようになってくる。4月5日には、ウェブサービスのｎｏｔｅ上での情報提供が始まった(https://note.stopcovid19.jp)。最初の記事である「いま、拡散してほしいこと（4／5現在)」では、「(1) #うちで過ごそう」「(2) #感染時に備えよう」「(3) #戦う相手は人ではなくウイルス」の3点を、この緊急事態宣言直前の時期に訴えかけている。さらに、4月6日には、「緊急事態宣言で変わること・変わらないこと」という記事がアップされ、その後、有志の会メンバー個々人が、市民の典型的な質問に答える記事へと続いている。たとえば「ウイルスは強毒化していますか？ ワクチンはいつできますか?」（東京大学・河岡義裕／4月13日)、「ゴールデンウィークが明けたらコロナとの戦いは終わるの?」（国際医療福祉大学・和田耕治／4月15日)、「『人との接触』ってどうやって数えればいいの？ という疑問について、私の提案をお伝えします」（北海道大学・西浦博／4月17日）といったふうに。

また、「有志の会」はｎｏｔｅでの情報提供と軌を一にして、ツイッターアカウント（@senmonka21）でも発信を始めている。

一方で、有志の会ではなく、厚労省の中で活動するクラスター対策班も、独自の発信ができるようになった。4月3日に運用が始まったツイッターアカウント（@ClusterJapan）だ。これもまた、感染症対策の中枢に近い場所からの科学コミュニケーションの挑戦だ。

このアカウントではさっそく動画で登場した西浦と押谷が、今後、クラスター対策班からの情報発信をしていく旨を伝えて「ご挨拶」を行った。「#新型コロナクラスター対策用語定義」というタグを用い、たとえば「期待値とは――予測される値には幅があります。1週間後の感染者数の期待値は、1週間後の予測の幅の平均値のことを言います」といったふうに、クラスター対策の科学を理解するために必要な概念を伝えるなど細やかな情報提供をしている。また、とくに関心が集まるテーマについては西浦や、齋藤智也（国立保健医療科学院）、和田耕治（国際医療福祉大学）、水本憲治（京都大学）、神代和明（京都大学）、さらには西浦研の大学院生である小林鉄郎が「登壇」し簡潔なレクチャー動画を提供した。

即時の対応を求められる現場からの即時のコミュニケーションは、すぐさま多くのフォロワー（7月末時点で44万2000人）を集めることになった。こちらも異例ともいえる情報発信が実現したことで、西浦が3月末に感じていた「声を持たない」状況が解消されるに至った。

以降、日本の感染制御の現場は、これまでにない科学コミュニケーションの模索の場ともなっていく。

クラスター対策班が「声」を持った

前に言いましたけど、クラスター対策班は、それまでにそのコミュニケーションのチャンネルを持っていませんでした。そこでサイエンスコミュニケーションとかクライシスコミュニケーションとかのプロたちが来てくれて、内部との調整をした上で、やっとそのチャンネルを立ててもらいました。プロの中心人物は、東京理科大学薬学部教授の堀口逸子先生と、危機管理・広報コンサルタントの田崎陽典《ひろおき》先生です。

さらに堀口さんと田崎さんが呼びかけ人となって強力なメンバーで構成してもらっています。ツイッターを展開する上での一番の功労者は、株式会社ｋｉＣｋにお勤めの小野間良さんという方で、広告会社やＳＮＳマーケティングの経験があり、クラスター対策専門家アカウントのブレインとなってくださいました。さらに、放送大学教授の奈良由美子先生や千葉工業大学の高木彩先生、東京都市大学の山崎瑞紀先生に、三菱総合研究所の山口健太郎先生、日本科学未来館の詫摩雅子先生や森田由子先生、岡山大学の狩野光伸先生など、強力なメンバーが「なにを発信するのか」というスクラッチから相当の議論をした上でアシストしてくださっていたのです。

堀口さんと田崎さん、小野間さんに最初に集まってもらったのは、実は3月の初旬です。その頃から上記の専門家からなるコミュニケーションチームを結成していたんですが、コミュニケーションチームがなにに貢献するのかというポリシーを決めたりすることに時間を費やし、アカウントを作るのに時間がかかって、実際に表立った活動を開始したのが4月3日です。アカウント作成では厚労省の決裁相談も必要でした。

クラスター対策班からなにを発信すべきなのか。誰が今なにを発信していて、なにが足りないのかというのをかなり綿密に分析しました。その結果、これまで僕らが声を持っていなかったがために、僕たちの科学的な実力、データ分析の実力にさえ批判というか、疑義が生じつつあるのが喫緊の問題だと考えました。たとえばまだ出版されていなかった最初のクラスター対策の論文のデータに関する疑義などもツイッターで書かれ、議論されていたそうです。こういった疑義が大きくなっていくのは、対策上とても困ることなんです。信頼が失われるわけですから。

それで、クラスター対策班が依拠する科学の分かりにくいところを発信しようということになりました。今メディアはそういう情報に飢えているから、淡々と粛々と科学コミュニケーションに集中する出し方をしていこう、と。だから、初期には「基本再生産数」「実効再生産数」「期待値」「ばく露」など、クラスター対策の中で出てくる用語の説明がいっぱい行われているんですね。

また、立ち上げまでに時間がかかった理由のひとつは、アカウントの名前です。結局、「新型コロナクラスター対策専門家」になったのですが、つまり、厚労省の公式のチャンネルではなく、クラスター対策の専門家が勝手にやっている、という位置付けです。「クラスター対策班」という表記にすると厚労省のツイッターのルールに従わなければならなくなり、一つひとつのツイートに内部決裁を取っていかないといけないので自由につぶやけなくなります。だから、見て見ぬふりをしてもらえるようなアカウント名を、担当部署の責任者らに相談しながら作った、苦肉の策の名称です。それでも、後にツイッター社からオフィシャル認定をされて、その時にはみんなで相当喜びました。僕とか押谷先生が動画で出ているからというのが認定理由だったとは聞いていますが、真実は分かりません。

結局、クラスター対策専門家のツイッターでは、クラスター対策が依拠するサイエンスについて中心に発信することになり、専門家有志の会のｎｏｔｅやツイッターでは、専門家会議が流行対応をしていく中で、必要な専門的所見はなにかというのを考えて出していく、そういう棲み分けをしました。前者と後者はだいぶ違って、前者は厚労省の中にある組織から専門家が出しているため、政治との距離感が測りにくいので科学コミュニケーションに集中するものになり、後者は専門家として対応すべきリスクコミュニケーションに貢献する、ということですね。

実はもう一つ、江東区にある日本科学未来館に科学コミュニケーターの別チームがあるので、そのチームと国立国際医療研究センターの堀成美先生が「わかんないよね新型コロナ」という番組をニコニコ生放送で臨機応変にやってくださいました。そこに大曲貴夫先生が出演したり、もっと広くさまざまな医療の専門家が出演して、この流行の性質と市民ができる対策について、全般的な事実を伝えるようなチャンネルになっていきました。たぶん、有志の会と、クラスター専門家とあわせて、これらの3つで、専門家からの声を直接届ける役割分担をしていたように思います。

そんな中でいよいよ緊急事態宣言の発出が決まります。

9 8割と42万人

4月7日、安倍総理大臣が発出した緊急事態宣言は、埼玉県、千葉県、東京都、神奈川県、大阪府、兵庫県、福岡県の7都府県を対象にしたものだった。

その後、4月16日には、先の7都府県に加えて、北海道、茨城県、石川県、岐阜県、愛知県、京都府の6道府県を加えた、13都道府県を「特定警戒都道府県」として指定し、それ以外の34県についても、人の移動を最小化する観点等から、緊急事態措置の実施対象とした。これにて、日本全国が緊急事態宣言下に置かれ、「8割の接触削減」に取り組むことになる。

この時期、国民の関心が、以前にも増して、専門家会議やクラスター対策班の科学者たちに集中した。西浦らは、専門家としてのデータ分析や政策助言とともに、コミュニケーション上の問題にさらに傾注せざるを得なくなっていく。

最低7割、極力8割

緊急事態宣言を発出する前の週に、その調整が行われていた最後の頃、西村担当大臣から、やっと接触削減の目標について相談がありました。基本的対処方針に基づいて行動制限をする、つまり、国民の皆さんに外出自粛を要請することに関してはもう一致していましたが、その度合いや範囲に関しては、経済ダメージや休業補償の範囲を最小にとどめるようにという政府の意思があったようです。だから、できるだけ行動の制限の範囲は狭くして、お金が掛かるから補償もたくさん打たなくて良いようにというのが、官邸や与党によって担当大臣に課せられたミッションだったんですね。

科学と政治で共通した目標は、1ヵ月以上この宣言を続けるのは避けたいということでした。フィリピンのように緩急をつけながらも実質的に3ヵ月以上続けた国もありますが、そんなのは無理なので1ヵ月少々という目安が日本にはありました。宣言後に、クラスター対策に戻せるところまで十分に感染者数を落として、そこからまた新しいクラスター対策をやる、というのが共通認識でした。

当時、1日当たりの新規感染者数が、50人から100人規模になっていたんですけど、それを10人から20人ぐらいまで下げるにはどうすればいいのかというのをシミュレーションしました。R_0を2.5とすると、1ヵ月で下げるには、8割ぐらい接触が落ちていないといけないと分かりました。

その時に、西村大臣からは、大臣室で即座に「これはきついね」と言われました。もう、すぐにそう言おうと決めていたような反応でおっしゃったんです。そこで、僕からは各産業別にどれだけ接触を減らせばトータルで8割を達成できるか、結構頑張って計算をしました。この仕事は、マニラでWHO西太平洋地域事務局への短期専門家派遣を終えて帰ってきた木下君が、早々にやってく

【図 10】社会的隔離による流行拡大抑止効果

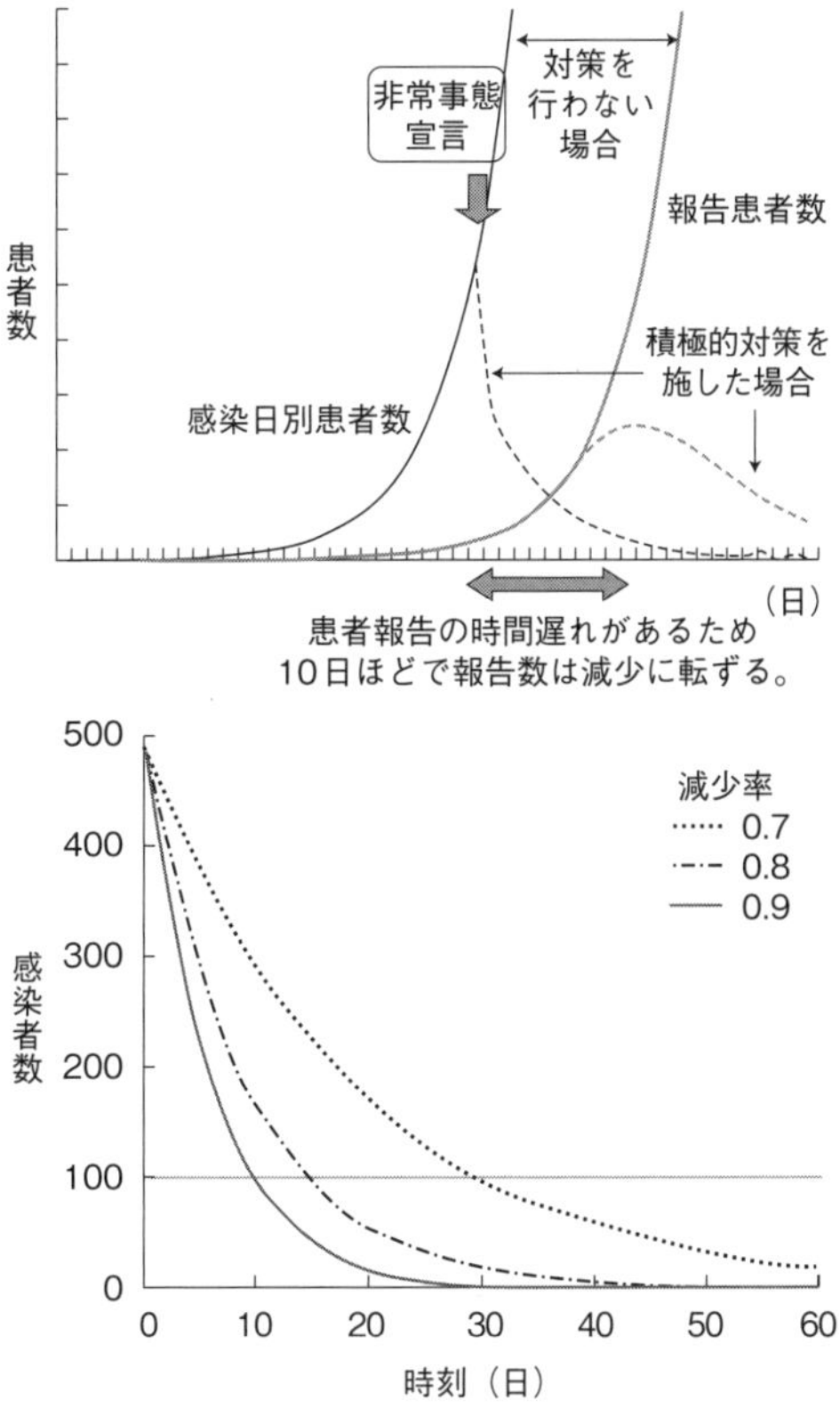

れたものです。夜中2時くらいの作業だったんですが、ぬぼっとした顔で「8割大丈夫っす、せんせい」といって彼がニヤッと笑い、あくまでシナリオ上ですが、できるんだなというのを認識させてくれました。

ただ、それを示しても、やはり厳しいものは厳しい。そして、内閣官房の誰かが、8割を7割に勝手に変えてしまって、それをベースにフォーマルな文書の案ができてしまったんです。僕は7割のデータというか詳細は提示したことがありませんでした。メディアには単純なシミュレーションの結果に基づいたものしか出していないんですが、中での分析は、さまざまな産業の異質性を加味していろんなパターンの計算をやった上で行っています。それで、8割削減すれば1ヵ月で済むけれど、7割だとすごく時間がかかるんだという説明をしたことはあります（【図10】）。実はこの時使ったデータの中には、僕の一存では公表できないものがあったのですが、第二波が佳境を超えた頃にやっと分析許可が出ましたので、遠くない未来にそのバックデータとなった伝播の異質性について公表したいと思っています。

とにかく、そういう検討を経ていて変えられるはずがない8割が、緊急事態宣言を承認する有識者会議の前日に内閣官房のどなたかによって書き換えられてしまっていました。どういうプロセスでそういうことになったか把握していないんですけど、木下君が作った各産業別の「接触減らし表」（【図11】）も、役人はファイルの中に持っているのに、参考資料には入っていませんでした。

それまでに西村担当大臣とは尾身先生、押谷先生と私で毎日面会をして打ち合わせをする態勢を

【図 11】各セクターでの対策を通じた接触 80%削減達成シナリオ

	接触減少率（%）		
指定公共機関	日中	夜間	南関東労働人口
医療・独立行政法人（医療）	0-30%	50-70%	2196710（10.7%）
公共的機関（金融業・保険業を含む）	10-50%	85-95%	698020（3.4%）
電気・ガス事業者	30-50%	85-95%	61590（0.3%）
航空・鉄道・フェリー事業者 外航海・内航海運事業者 郵便事業者	20-50%	85-95%	2915260（14.2%）
貨物自動車運送事業者 電気通信事業者	30-50%	85-95%	1457630（7.1%）
一般業務			
第一次産業（農業・漁業など）	60-90%	90-100%	205300（1.0%）
宿泊業・飲食サービス業	60-100%	80-100%	1334450（6.5%）
教育・学習支援業	60-100%	90-100%	1005970（4.9%）
生活関連サービス業・娯楽業	70-100%	80-100%	780140（3.8%）
建設業	50-90%	80-100%	1375510（6.7%）
製造業	50-90%	90-100%	2381480（11.6%）
卸売業、小売業	60-90%	80-100%	3305330（16.1%）
不動産業、物品賃貸業	70-90%	90-100%	574840（2.8%）
学術研究、専門・技術サービス業	70-100%	90-100%	1026500（5.0%）
公務（他に分類されるものを除く）	60-90%	80-100%	656960（3.2%）
分類不能の産業	50-100%	90-100%	574840（2.8%）
非労働者			南関東非労働人口 （子供、高齢者含む）
	80-100%	90-100%	16215833

続けてきました。削減目標については、それなりに大臣が科学的目標について十分に理解されるまでやりとりをしたのですが、大臣が持っているイメージと、僕らがイメージしているものをすり合わせるのは簡単ではなくて、物別れになります。

その日の夜中に尾身先生から電話が来ました。尾身先生からは、本当に大事な時に電話が掛かってきます。電話に出ると、「おう、西浦さん。どうもお疲れさんです」とまずねぎらい的なご挨拶から始まります。そして、「この対策はこれでいいのかな」みたいな話を、結構時間をかけて話すのです。この「8割」の時には、尾身先生から1ヵ月で下げるにはこれが必要なんだなということの確認でした。

押谷先生からも電話がありました。もう有識者会議当日の朝でした。そこで「もしもし、8割おじさんですか?」と電話で聞かれたのが8割おじさんの始まりなんですけど、感染者数を下げるにはこれが大事なんだな、時間的な話として交渉すればいいんだなという確認をここでもしました。最終的に「最低7割、極力8割」と首相が発表したのは、実は尾身先生と安倍総理が会議場で手打ちをして合意形成をしたんですよ。政府側は8割のみでは呑まないことをすでに決めていたので、尾身先生から「こういう表現ではどうか」と呼び掛けてもらったのです。

後でお話ししますが、書類には7割とあるのを、尾身先生はのらりくらりと、いやいや8割がやっぱり必要で、8割を目標の数値に入れていないとおかしいんですよ、というような話をされて、最終的にはそういう表現で政府の目標ができたそうです。それは数理モデルが政府の政策目標を決めるという点で採用された、歴史的なこととなりました。

実際のところ、日本の特措法は現実の細部を考えるとできが悪いのだとは思います（改正の必要性はともかくとして）。ボランタリーな接触削減に任せる上に、目標が入っていないなら、漫然と削減しろというだけになってしまいます。法の問題やその解決は政治と行政の仕事ですが、今回、8割という目標をちゃんと打ち出した上でスタートできたというのはよかったと思っています。それが厳しすぎたと後で言われるのですが、それについてはしっかり研究として検証した結果を論文化しているところです。

「42万人」という被害想定

前にも触れましたが、4月5日には、有志の会で2回目の「メディア勉強会」が行われました。そこで、記者さんたちに「8割削減」の話をしているんですが、その時リモート参加していた国際医療福祉大学の和田先生が、「今8割の接触削減の話があったんだけれども、この接触削減を続けるには被害想定がなければいけないのではないか」と指摘しました。すると、記者側からも、「それでは、専門家から被害想定を言ってくれるんですか」とコメントが入って、尾身先生が「じゃあ、西浦さんが言いますから」と、ちょっとおどけた感じで約束しました。それは僕自身も公表したかったものですし、そもそも、すでに3月19日の専門家会議の資料に入っていたわけです。前にもお話ししたように、死亡者数に関しては明確に言及をしない約束でしたから、言わなかっただけです。

　ちょうどその頃に、科学コミュニケーションの堀口先生がアレンジして、4月15日に厚生労働省に詰めている記者の皆さんと意見交換会ができることになりました。これは、有志の会の勉強会とはまた別のもので、厚労省の中で行いましたけど、「クラスター専門家」の1人として、あくまで個人としての立場です。厚労省の中で広報室を個人が借りることはありうることだそうで、そういう整理をしないと発表内容も大臣まで上げていかないといけないので省略できる状況を作ってもらった、ということですね。

　ここで、世間への発表との順番に齟齬が生じます。発表するお約束自体は緊急事態宣言前にしていたんですが、実際に発表するのは緊急事態宣言後のちょうど1週間後ぐらいになってしまった。だからいびつに見えてしまったかもしれません。

　これだけ時間がかかったのは、やはり内部調整です。3月19日の資料には明示的には入っていなかった死亡者数について言及するということで、調整に1週間ぐらい要しました。厚労省の中で、医務技監にも大臣にも上げて話しました。

　そんな中で、意見交換会は着々と準備されて、どうもデータ分析で専門家会議と直接協力して（暗躍して？）いるらしい西浦が話をするということで、記者さんは満員でした。

　この時、堀口先生によく言われていたのは、「NHKだけやたらと出すぎ」であると。テレビをつけて『NHKスペシャル』を見たら、2、3回連続で、西浦と押谷が必死な顔で流行対策を語っているのが映る。ほかの民放には出ないし、新聞記者とかにも会見の場を提供していない。それはいかがなものか、と。

たしかに、ほかの社からも広報室に対して苦情のような問い合わせがいっぱい来ていました。かと言って私たちは忙しさの極みですので、ケアを特別に必要とする民放テレビなどの取材要請に応じることはできませんでした。それによって積もるフラストレーションを広報室が処理し切れないこともあったので、堀口先生のような、メディアをさばける人の登場は、厚労省としてもありがたかったと思います。堀口先生はメディアのガス抜きも含めて、とにかくサイエンスの情報を流しましょうと言ってくれました。それは有志の会の武藤先生や田中先生が考えているような話とはちょっと違う視点ですが、僕としては相補的なものとして本当にありがたかったです。

とにかくそういう経緯で、4月15日になって、かねてから語るべきだと思っていた被害想定を伝えることができました。「対策を全くとらなければ、国内で約85万人が重症化し、その半分が死亡する恐れがある」というのはとてもプレインな推定で、実は今計算しても、有効なワクチンや画期的な治療法がまだない以上、桁は変わらず近い数字になります。あるいは、京都大学の山中伸弥先生がいうところのファクターX、日本ではなぜか欧米に比べて感染者が少ないということに、生物学的な理由など欧米と違うものがあるということが今後立証されれば、変わってくるかもしれませんが、それを今、当てにするわけにもいきません。

ただ、ひとつ言っておかなければならないのは、実は42万人という数は、僕の口からは言っていないんです。前日に医務技監から電話がかかってきて、「専門家個人として会見するんだよね」と聞かれ「そうなります」と答えました。すると「どっちにしても死亡者数は直接言わないでください」と言われました。「じゃあ、85万人重症でその約半分が死亡」ならいいんですかと聞きますと、「それならよい」ということでした。そんな経緯もあって、本当に回りくどい表現しかしていないのです。

コラム　西浦の乱

西浦が語った42万人という被害想定は、大きな反響を巻き起こした。実際のところは、厚労省での内部調整を経て語ったものだったにもかかわらず、官邸からは「公式見解ではない」とのコメントが出て、メディアでは「西浦の乱」「クーデター」とまで呼ばれた。この表現は、メディアがセンセーショナルに政府批判を展開する風潮に巻き込まれた形だ。

この件をとりあげて、西浦を批判する声は今も根強い。緊急事態宣言が明けた時点での死亡者数が約850人だったことをもって、「予想が外れた」とする声もある。これは、それまでの対策の成功と捉えるべきものだが、むしろ、過大な数字を突きつけて脅かされ、取る必要がなかった対策を強いられた、というふうに感じる人たちがその時点で一定数いたことになる。

しかし、実際のところ、ヨーロッパ並みの「オーバーシュート」が起きることを「最悪」と想定し、ドイツで観察された基本再生産数2.5をもとにして考えれば、西浦の結論は全くおかしなものではなかった。

西浦が行ったのは、3つの年齢層（14歳以下、15―64歳、65歳以上）を区別して、基本的な数理モデル（いわゆるＳＩＲモデル）で、流行が自然に終息するまでの感染者数を割り出し、それぞれ年齢層に応じて、重症化する割合と死亡する割合を掛ける、という作業だ。これ自体、同じ条件で行う限り誰が行ってもほぼ同じ結果になる性質のものだ。

しいて言えば、基本再生産数を2.5ではなく、その時点で西浦自身が武漢でのデータから推定していた1.7を使って計算することもありえたかもしれず、そうすべきだったとの批判もある。しかし、それは「最悪」の想定ではない。ヨーロッパ並みのオーバーシュートを心配しているのだから、2.5を採用する必然性があった。実際、後に、東京都での新規感染者が最も伸びていた時期、2を超える再生産数が一定期間続いていたことが分かり、その意味でも1.7は保守的すぎた。

さらに言えば、仮に1.7で計算したとしても、やはり出てくる被害想定は、42万人よりは減るとしても、桁数は同じ数十万人のオーダーとなる。こちらの想定を一緒に提示したとしても、同様の非難を浴びた可能性がある。

とするならば、今回の問題はむしろ「最悪の被害想定」を共有するという発想そのものが理解されなかったことにあるように見える。日本ではこういった情報提供がこれまでなされてこなかったので、慣れの問題も大きいだろう。また、経済的損失を重視する立場の者は被害想定云々よりも経済的被害の文脈の中でこの問題を感情的に議論する傾向もあり、その場合は、そもそも理解することを拒否しているともいえる。

今後、こういった概念の受け止め方を社会が学ばねばならないとして、ここでは「42万人が死亡するというのは外れた」という捉え方が、二重の意味で間違っていることを指摘しておきたい。

一つめは、「最悪の被害想定」というのは、なにも対策をしなかった場合という状況での試算であり、そういった酷い状況をもたらさないために掲げるものだからだ。実際にその人数が亡くなると定量的予測として言っているわけではなく、この流行の潜在的な危険性を示す指標だと捉えるとよいかもしれない。対策次第では、実際に亡くなる人は桁が一つ二つ減っていく。それはむしろ対策の成功として喜ぶべきことであって、「外れた」こと自体を非難するようなものではない。もちろん、それが妥当な推定だったかどうかは検証を要するが、後になって分かった情報に依拠してその時の試算が間違っていたと断罪するのはフェアではないだろう。新しい感染症の対策は、その時その時に利用可能な最良の情報をもとに行うもので、その時点での情報から最良の推定だったかを問うべきだ。

もう一つは、被害想定の期間の問題だ。この想定のいわば「有効期限」は、流行の終息までの間であり、現時点ではまだ流行は終息していない。今後1年、2年かけて、有効なワクチンが出回る状況になるか、重症化リスクや致命リスクを大きく下げる有効な治療法が見出されて、なおかつ誰でもアクセスできるようにならないかぎり、この「最悪の被害想定」は有効であり続ける。今、「外れた」と判断するのは、かなりの楽観論だ。流行が終息して「外れてよかったね」と胸をなでおろすことができるのは、ずっと先なのである。

「重たい風邪」ではない

今でも言う人がいますよね、この感染症はちょっと重たい風邪である、ただの風邪なんだから恐れちゃいけない、とか。

今、日本のデータで、年齢群別の致命リスク（いわゆる致死率）を推定しているんですが、欧米とあまり違いはないです。感染したら、一定のレベルで死ぬということは受け入れなければならないと思います。

もちろん、最悪の被害想定を語ることで、ざわざわすることは覚悟していました。僕はリスク・インフォームド・ディシジョンを主張した時から、科学的な話をするのを恐れてはならないと強く考えていましたから、結果として被害想定をきちんと伝えることになりました。

実は、こういった数字を公にしないのは先進国では相当に珍しいんですよ。日本では、感染症の流行中に具体的な死亡者数の推定を表に出すのは初めてですが、世界的に見れば、よくやられていることです。たとえばイギリスでは、インペリアル・カレッジ・ロンドンが人口の60％が感染して、27万人が死亡するという予測を出しました。でも、彼らはその死亡者数の推定よりも、むしろ、病床数の予測が悲観的すぎたという、社会的な機能の面の見積もりで批判されていますね。死亡者数に関しては、おそらく僕たちよりもよくコミュニケーションをしていてその歴史も長いため、問題になっていないのかもしれません。こういう死亡者数は絶対に起こらないし、流行対策をしていくことでゼロが取れていくものなのだと伝わっているんだと思います。

ピュアにやりすぎている

ところで、押谷先生とは、この件では事前に打ち合わせができませんでした（発表の当日朝に電話しようとしてくださっていたとご本人からうかがっています）。この後、第一波の間にこの話についてもっとも気を揉んでくださったのが押谷先生なのですが、先生は体調を崩されてあまり出てこられない時でもありました。それで、後々に押谷先生からは、「これは首相が言うべきことなんだ」「調整が整わないいんだったら言ってはいかんのだ」といったふうに諭されました。僕が世間から批判されるのを誰よりも心配してくださったから、ここで相当に私を叱ってくださったのですよね。

一方で、激昂されたのは「励ましが足らない」ということです。ここで何人死ぬというようなメッセージは脅し・恫喝に近いニュアンスのようにさえ受け取られるリスクがある。専門家で今後の対策を思慮深く考えるならば、「いま自粛すればゼロが一つ二つ取れていく」という話をもっと強調すべきだった、と僕も反省させられました。

実際のところ、僕だけでなくて押谷先生はこの件について「西浦さんが困難な立場に置かれたじゃないか！」と前述の科学コミュニケーションのチームに対しても強く苦情のように話されてきました。それ以降、押谷先生は何度も「俺たちはデータ分析に徹するべきだ」「リスク管理に立ち入りすぎたらいけない」「緊急オペレーションセンターには広報部署は要らないんだよ」と主張されました。表舞台でもほとんど話さなくなり、実際に押谷先生は事後検証の新聞やテレビのインタビューなどもほとんど受けられなくなったのです。

武藤先生にもずっと後になって間接的にチクッと言われたんですけど、僕はピュアにやりすぎている、と。僕自身ももっと賢くならないといけないんだなと教えられました。僕がわーっとリスク評価結果を直球で大きな声で言えばいいというだけの問題ではなくて、スマートに主張を呑んでもらった上で、科学の部分でも前に進むにはなにがベストだったろうかというのは、今まだ考えているところです。

そのように反省しなければと思いつつ、一方でその頃の記事を見直すと、言うべきことはきちんと言ってるんですよね。

これ、見てほしいんですけど、『毎日新聞』で最初に出してもらった記事です。タイトルのところに、〝「対策何もしないと重篤患者85万人」北大教授試算「対策で流行止められる」〟とあって、ちゃんとタイトルのところに前提が入っているし、流行対策を講じようという主張したいことも入

「対策何もしないと重篤患者85万人」北大教授試算 「対策で流行止められる」

会員限定有料記事　毎日新聞　2020年4月15日 11時10分（最終更新 4月15日 13時04分）

社会一般 ＞　新型コロナウイルス（新型肺炎）＞　緊急事態宣言 ＞　社会 ＞　速報 ＞　政治プレミアタイムライン ＞

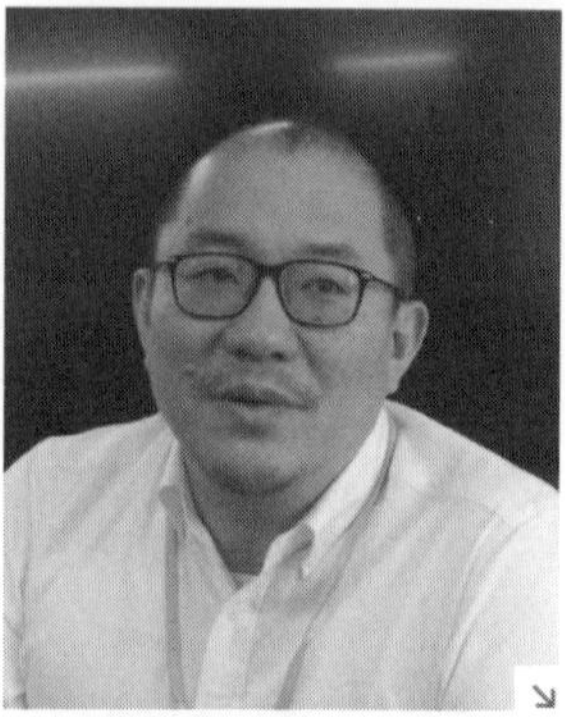

西浦博・北海道大教授（理論疫学）＝東京都千代田区で2020年3月25日午前9時34分、金秀蓮撮影

新型コロナウイルスの流行対策を何もしないと、国内での重篤患者数が約85万人に上るとの試算を、厚生労働省クラスター対策班の西浦博・北海道大教授が15日、公表した。また、重篤患者のうちほぼ半数の40万人以上が死亡すると予測している。外出自粛に代表される行動制限によって、感染被害を軽減できることを市民に理解してもらうのが狙いという。

試算は、感染者1人がうつす平均人数は2・5人という仮定で実施。人工呼吸器や集中治療室（ICU）での治療が必要となる重篤患者は15～64歳で20万1301人で、65歳以上は65万2066人と見積もった。致死率を成人で0・15%、高齢者で1%と想定すると、死亡者は重篤患者の半数（49%）で、約42万人の予測になる。

『毎日新聞』デジタル版（2020年4月15日付）より

っているんです。これは言いたいことをうまく書いてくださっている記事です。でも、時間が経つにつれ、そういう前提条件などの正当性は忘れられてしまうのだな、というのが正直なところです。

　こういうふうに伝えても、第一波が終わった時に、人に恐れを抱かせて国を扇動したと批判されるなら、どうすればよかったのだろうと思います。本当に自分が言うべきだったのかというのもあるし、なにが足りなかったのだろうか、と。

励ましのメッセージと科学顧問

ひとつ思い当たるのは、押谷先生からの注意にもあった励ましのメッセージです。

これを自分が言うのではなく、イギリスにあるような科学顧問制度みたいなものがあれば、政府に任命された信頼できる主席科学顧問（チーフ・サイエンティフィック・アドバイザー）が、科学コミュニケーターやクライシス・コミュニケーションの専門家に助けられながら、国民にメッセージを発する仕組みが考えられます。

京都大学の山中伸弥教授が、ウェブサイトなどで発言してくださっていますが、山中先生、あるいは、より良いのはクライシス状況において百家争鳴しがちな科学コミュニティ内の調整に長けた人が、専門家会議からも政府からも独立して発信できる公的な仕組みを実装していくということだと思います。やろうと思えばできることです。

新しい有識者会議のメンバーを見ると、科学顧問制度に近いものを作ろうとしてくださっているようです。山中先生や、日本医療政策機構代表理事も務める黒川清先生といった方々は、おそらくそういう意味合いで呼ばれていて、新しい挑戦が始まろうとはしています。ただ、まだ常駐のチームとして科学顧問がいるような未来になるには、もう少し時間がかかるのでしょう。だから、ここの部分は1回目の挑戦ではあるんですけれど、あとちょっと頑張らないといけないんだなと思っています。

コラム　科学コミュニケーションへの努力

西浦は、4月15日の個人としての意見交換会の後、4月24日にも同じく厚生労働省の会見場で2回目の意見交換会を開催している（https://www.youtube.com/watch?v=A_a-DNuZTiw）。テーマは、「PCR検査について」「8割削減について」だ。

前者は、緊急事態宣言の発出から2週間が過ぎ、4月22日に開かれた専門家会議で「新規感染者の増加率が鈍化している」との見解が出たことに対し、「日本ではPCR検査が少なすぎるのに実態を把握できているといえるのか」「陽性率は高くなっているのに大丈夫なのか」という疑問がさまざまな媒体を通じて殺到したことに呼応している。

西浦は、まずは「キャパシティが低いのは専門家として事実として受け止めなければならない」とした上で、どんな工夫をして背後にある流行の実態や、実効再生産数推定などを行っているのかを説明した。

いわゆる「陽性率」が高くなっていることは「診断バイアスの問題」（「全感染者のうち診断されている率」が時刻とともに変動してしまうこと）に相当するものとして、ある一定程度の補正が可能であることを示した。と同時に、PCR検査のキャパシティの上限に達してしまうと、分析が難しくなることと、その影響を小さくするために、確定日ではなくできるだけ発症日で議論していることなどを開示した。それでも、やはりキャパシティの問題は大きく、私見として、今後の検査の拡充が必要であることや、流行をいったん抑え込んだ際の「出口戦略」の際には、無症候者もふくめた積極的検査が必要になるかもしれないとの見通しも示した。

後者の「8割削減」については、まさにそれを目指して社会が努力しているさなかであり、記者たちの関心が集中していた感がある。西浦は、流行を記述するためには必須の「再生産方程式」の説明を行い、数式上で「8割削減」がどのように表現されるものかを示した。その上で、その削減には二つの要素、「感受性人口の減少」と「接触率の削減」があり、これらをかけ合わせた積が「8割削減」に達していればよいという考えを示した。

これらの指標は、NTTドコモのモバイル空間統計などを活用して推定できると考えられていた。前者「感受性人口の減少」については「人流データ」、後者「接触率の削減」については、「500m×500m」のメッシュの中で、年代別、性別を区別した上で、「どのくらいの時間を、互いに共有していたか」というデータから換算することを試みていると明かした。

数式上の「削減」をいかに現実の行動の中で評価するか、新しく困難なチャレンジである。これらと、新規感染者の増減から導かれる実効再生産数の動きを考え合わせ、対策が有効に機能しているか評価していくという話だ。

その一方で、西浦は、有志の会のnoteにも、「『人との接触』ってどうやって数えればいいの？　という疑問について、私の提案をお伝えします」（4月17日）というコラムを執筆している。こちらは、一個人がそれぞれの生活の中で「8割削減」を実現するにはなにを目安にするべきか、ということを考えている。

ここでの西浦の提案は、「一人の人が相手と1m以内の距離で2〜3往復の会話をしたら、1接触と数える」「一人の人が相手と握手をしたら、1接触と数える」というものだ。これは感染には直接結びつかないものも含むが、社会的に観察上の定義が可能であるため社会的接触と呼ばれる。そして、そのコラムの最後の部分では、こんな但書を付け加えている。

「世界各国でも試行錯誤しながら様々な説明を考案しています。この『1接触』の考え方も、急ごしらえで未熟ですが、参考になれば幸いです」

未知の局面に科学的に切り込もうとする専門家として、確かなものがない中でも最善を尽くしていることを強調しつつ、一方で、市民にも「こうすれば絶対に大丈夫」というものがない中で、主体的な振る舞いを期待する、いわば、リスク・インフォームド・ディシジョンの考えがほの見える書きぶりである。

10　ニコニコ生放送で実効再生産数ナイト

硬軟とりまぜての科学コミュニケーションを積み重ねつつ、ゴールデンウィーク明けの5月12日には、日本科学ジャーナリスト会議主催の「実効再生産数ナイト」が、ニコニコ生放送にて配信されることになる。疑義が大きかった実効再生産数の推定について、視聴者が再現できることを目指したきわめて高度な内容であるにもかかわらず3万人以上がリアルタイムで視聴し、西浦の科学コミュニケーション上のハイライトとなった。

「西浦さん、大丈夫ですか？」

ニコニコ生放送での「実効再生産数ナイト」は、オープンサイエンスとしての、すごく大きな挑戦になりました。その背景から、まずお話ししますね。

緊急事態宣言中の期間、社会の皆さんが、仕事が止まっていて家にいる中で、僕たちの仕事ぶりをじっくり見てくれる人が増えました。そんな中で、研究肌の人、特に物理学や情報科学の人たちが、僕の分析を再現してみて、言っていることが正しいのかどうか検証をし始めます。皆さんの不満がたまっている状況で、注目を浴びると同時に、その矢面に僕が1人で立つ形になっていました。

その頃、『週刊文春』から取材が来ました。僕には直接に当たらず、僕が知っている人、ここ15年ぐらいの知り合いにものすごい範囲で聞いて回っているんですよ。この取材力はどこから来るのかというぐらいでした。かなり遠い人まで調べられていて、「西浦さんに関して、あくまでもスキャンダラスではなく、その人柄について取材したい」というような連絡が来ているという話を、いろんな人から教えてもらいました。ここ10年くらい会ってないような方も含めて、仕事上で近しい皆さんから「気をつけろ」という連絡が来るのです。

記事そのものは、結果的には好意的なものではあったのですが、この件をきっかけに、自分のことがいろんな人に認識されているんだなという自覚がやっと僕にも出始めたんですね。

たしかに、専門家会議もなかなか開催されない中で、僕が「42万人」の件ですとか、「PCRと8割削減」の意見交換会をして、それがネットで拡散されると、普通の人は、どうも西浦という人が動かしているらしいという認識に至りますよね。会社に行けなかったり、学校に行けなかったり、家にいなければならないフラストレーションがある中で、関心が集中してきたことをひしひしと感じ始めるのが4月20日の週ぐらいからです。

その時に武藤香織先生と早稲田大学の田中幹人先生の2人が、「ちょっと厚労省で会えるかい」といって、日曜日の午前に私を訪ねてくれました。そこで、厚労省の1階にある会議室を北大のメンバーに押さえてもらって、ほかの人が全然いないところで個人的に話をしたんです。

武藤先生がものすごく心配そうな顔で、「あなた大丈夫？　全部1人で受けているでしょう」と聞くんです。僕は鈍感な部分が本当にあって、そこまで皆さんが認識してくれたり、非難されている部分もあるというのを、さほど感じずに厚労省で働いていたんです。もちろん日々はストレスフルでしたが、緊急事態宣言前から、厚労省での仕事は十分ストレスフルでしたから（笑）。でも、武藤先生と田中先生が言うには、朝のワイドショーで僕のことが話題になっていて、あることないこと、いろんな疑義が生じ始めているというんです。

特に問題になっていたのは3点です。被害想定の「42万人」はどんな形であれ、ああいう発表をしているのでずっと話題になっていました。「8割削減」についても、その根拠の概略は話したとはいえ、科学的根拠がイマイチ明示的でないという印象が植え付けられ、疑われていました。もう一つは実効再生産数で、検証し始めた皆さんから、一部おかしいところがある、再現できないなど、フラストレーションを訴える声が増えていました。

そこに、日本の流行の話に関わりたくて仕方ないのでは、と見えるキングス・カレッジ・ロンドンの渋谷健司先生たちが、クラスター対策班がデータをがめてしまって外に出さないのは、不都合だから出せないいんじゃないか、というようなことを言い始めます。観察データどころかプログラミングコード（推定した統計パッケージのプログラム）も出ていないから、なにか隠しているんじゃないかという話さえ、ワイドショー起点で広がっていきます。ワイドショーの時間帯は定例会議や大臣レクと重なることも多く、僕はテレビを見られていなかったのですが、「推定コードとデータをお出しなさい」と正義の味方ふうにワイドショー内の大学の先生などが僕に向かって画面に語りかけるように根拠のない批判をしている、と教えてもらいました。

僕たちも、コードとデータを一般に公開したくて、厚労省と交渉していたんです。でも、データはダメでしたね。都道府県がそれぞれ発表しているデータと、厚労省のデータが一致しないと言われたら困るとか、そんな理由です。また、「8割削減」の根拠となった分析も、都市部を中心に集めたデータで、ハイリスクなところと、年齢群に分けた検討をしたと言いましたが、それも、データそのものは自治体に所有権があり、僕たちは表に出せないし、すぐには研究として論文にもできていませんでした。第二波に入って、やっと厚労省は重い腰をあげて民間会社にウェブ上のデータプラットフォームを委託しましたので公開の日が遠くない状態まで持ってこられましたが、自治体のプレスリリースから僕たちが掻き集めたものさえ出せない、というのには苦しみました。

これは困ったことです。専門家に対する信頼を毀損するし、良いことがないんです。

実効再生産数R_tについてならすぐに話せます

では、どうするか、なのですが、3つのテーマのうちのどれかの誤解をまず解くとしたら、どれだろうかと話し合いました。

まず、「8割」は、データも出せていないし、事後で研究を通じて検証する予定で進んでいる、と僕は言いました。そして、「42万人」はコミュニケーションの問題だから、第一波が終わってから反省とともども計算コードを開示して話したいと思いました（後に『ニューズウィーク日本版』6月9日号で公開）。一方で、実効再生産数はコードもデータも少し調整すれば出せそうなので、それをみんなで説明できるんだったらやりたいと話しました。実効再生産数の推定は、厚労省のデータというよりも、自前で自治体のプレスリリースから集めてきたものがベースなので、ちょっと調整すれば日本全国のデータとしてならば出せるはずだったんです。

ただ、データもコードもマニアックです。いろいろ一筋縄ではいかない状況があったり、分析上、手間がかかることをやっているのをどうプレゼンすればいいかと相談したら、田中幹人先生がとてもいいアイデアを持ってきてくださいました。

過去にイギリスで面白い試みがあった、と。統計学者が各論的科学分野の推定研究をやった時に、その内容がすごく難しかったので、公開の場で、第三者として別の統計学者が当事者である統計学者の話を聞いたそうです。当事者はダイアログが終わったら去り、話を聞いた第三者の統計学者のほうが、出席者に説明をする。しかも、批判的に説明をしたそうなんです。この試みを参考に、別の科学者を間に入れてオープンにディスカッションをし、それを見てもらうというのはどうだろうか、と。成功するかわからないけど、一か八かやってみませんかと持ちかけてくれました。

もしやるのであれば、科学ジャーナリストやコミュニケーターが作っている日本科学技術ジャーナリスト会議（ＪＡＳＴＪ）の主催でどうかとも田中先生は提案してくださいました。僕自身も、ＪＡＳＴＪで２０１８年まで会長を務めていた小出重幸さん、元読売新聞の記者をされていた方と知り合いでした。妻が所属していた登山グループの仲間だったので結婚式で会ったことがある、というだけでしたが（笑）。小出さんはイギリスに留学されていて、今回の流行が起こってからも、時々連絡をいただいては、「日本には科学顧問制度がないことを心配しているけれども、疫学者がやれることを勇気を持ってやってください」とか「ナイチンゲールの後輩が8割おじさんだと思っています」とか訳のわからないこと（?）もふくめて声を掛けてくださっていました。小出さんも「原発報道の失敗を踏まえて、やっておかないといけないことがあるから、協力します」と言ってくださったんですね。それで一緒に準備をすることになります。

物理学者たちのモデルを見る

ここで初めて、どんな方がなにを言っているのかということを確認しました。政策提言を優先しなければならないので、ほとんど気にしている余裕がなかったのですが、いろいろ見ると、実効再生産数R_tの話で、物理学専門の牧野淳一郎先生（神戸大学理学部惑星学科教授）が、すごく辛辣な感じで評価してくれていました。結局、まだ直接に話すことができていないんですけど、牧野先生は、僕がおざなりにしていた部分（診断バイアスの時刻に対する変化）も含めて、批判的な視線で書かれています。ちょっとセオリーとして弱いところがあったら、ツイッターでは「もう駄目じゃん」と書かれてしまうんだな、すごく厳しいんだな、と分かりました。それが僕自身の実力に関する疑義に変わっていって、今分析している実効再生産数というのは再現できないから、どうもいいかげんなんじゃないか、政府の専門家にはこの程度の奴しかいないのか、という話が広まっていました。この誤解は解いておかねばならないわけです。

一方で、物理学や情報科学の心得のある人たちが、自分でモデルをフィットして予測をし始めていました。そのこと自体が、僕にはとても嬉しいことでした。僕自身は感染症の数理モデルを研究してきて、日本ではなぜこんなにマイナーなんだというフラストレーションをずっと持ってきたので、常微分方程式を扱える人たちが自分で計算しようとしているのはものすごく嬉しかったんです。仮に西浦の計算は間違っていると言われたとしても、ばんばんやってほしいと思いました。実際、アメリカですと、なにかの流行が起きると、クレイジーな予測が乱立して、言論統制しないでいいのかというぐらいの状況に陥るんです。今回、日本でいろんな人が感染症モデルに挑戦してくれて、それはまだ入門篇の領域なんですが、この後、何人かはもう一歩二歩先のステップに進んで分析する人が出てくるのではないかと、とても楽しみにしているんです。

でも、対策への信頼が損なわれるのは困るので言っておきますと、やはり、みなさんのモデルは、最初にこういうのでフィットしてみた、という時点でリリースしているのではないかと思うんです。でも、僕たちプロの立場としては、それはまだリリースできる状態ではない。観察データにはもう一癖、二癖あって、それをある程度解決してからでないと健全な結果にはなりません。それは一般論ですが、この感染症について言うと、1人当たりが生み出す二次感染者数が裾の長い分布を持っているので、予測をしたいなら、その点を考慮して、低いリスクの伝播と高いリスクの伝播が分けられるような定式化をしたほうがいいんです。さらに、感染者が少ない間は、「人口学的確率性」というんですが、確率的なゆらぎを加味したモデルで定量化したほうがうまくいきます。こういったことは、日本でも数理生物学や人口学で数理モデルをやっている人たちにとっては当たり前のことで、感染症の数理モデルでも同じです。でも、即席で分析された方は常微分方程式の解をとにかく当てはめることに必死になっておられました。

といったふうに、細かいことを言えば本当にたくさんあるんですが、そんな中でも、いくつか根本的な部分で伝えておかなければならないことがあると分かりました。

一つは、僕らが扱えるデータが限られているということです。厚労省の中にいるからといって、データが自由に扱えて、必要なデータがすぐに集まるわけではありません。都合悪いから出さない、とか、あるいは人がいても絶対取れないデータ内容について「クラスター対策のキャパシティが貧弱だからできていない」みたいな邪推さえされましたけど、それ以前に眼の前にきれいなデータが提供されるわけではないのです。データを集めるためにものすごい労力を注ぎ込まないといけない状況で、そのためにボランティア班を募った話もすでにしましたよね。

もう一つ、僕たちのやり方を再現できない最大の理由だったと思いますが、「感染時刻を逆計算して推定する」という作業をした上で、実効再生産数を計算していたんです。どこかの段階でウイルスに「感染」して、発熱などの症状が出て「発症」し、検査を受けて「確定」するわけです。このうち、確定日しかわからないケース、発症日までわかっているケース、いろいろありますが、何月何日こういう対策を実施したから、それがどのように効いたのか、日毎の変化を追って政策評価ができるようにしたいので、僕たちは感染時刻にこだわって推定をした上で実効再生産数を計算する、という作業に取り組んでいました。

順に説明します。

データに限界があった

厚労省のサーベイランス班で手に入れているデータは、地域から登録されているもので、一方で僕たちが使っていたのはクラスター対策班の中でボランティア班の人たちが地方自治体のウェブサイトから刈り取って作っているものでした。

それで、厚労省のサーベイランス班との突合《とつごう》（一致しているかどうかのチェック）を途中途中でやるんですけど、それをやっていますと、どっちも頼りないということが分かってきます。そもそものデータ自体が確定患者のものだけで、全感染者の本当に氷山の一角しか捉えられていないというのもありますし、厚労省に入ってくる登録情報も、僕たちがウェブサイトから拾い上げてくる数字も、さまざまな矛盾を包含していたり、欠けていたりするものです。

一つ、困ったことが起きたのは、病院のベッド数確保の議論を厚労省と東京都でやっている段階で、厚労省と東京都との間でデータの定期報告を含む連絡経路が一時途切れてしまったことでした。省と都の間では思惑が異なることが多々あって、そういうものは患者が増えていけばいくほどカオス状況となりますので、その帰結として東京都から厚労省のサーベイランス班に発病時刻のデータが届かなくなったのです。正確には、全ての患者で「調査中」と書いてあって、年齢・性別と報告された日付しかない状態で、（本当は日々アップデートされていてあるはずの）発病日の情報は全部なし、という状態が一時続きました。

僕らクラスター対策班としては都知事や技監と分析結果をやりとりするために連絡すべきルートがあって、東京都から依頼された分析をするために必要に応じて発病日付のデータを受け取っていたのですが、こういった大変な時期には、厚労省への情報の登録すら作為的におかしくなってしまうということです。国としての公式データは、専門家の一存で外に出すことはできませんし、一方で、プレスリリースで集めた専門家が持っているデータも、東京都の部分だけは、東京都から内々に聞いたものなので、許可がないと表に出せません。かといって、東京都のデータが抜けたら、日本全国の話をする時にも変なことになってしまいます。

そこで、東京都のデータについては特別に許可をいただいて、他の道府県については、プレスリリースから得たデータで公開用のデータを準備することにしました。

感染時刻を逆計算していた

もう一つ、「感染時刻を逆計算して推定する」ということなんですが、多くの場合、確定日で患者発生が報告されているじゃないですか。それは、随分前に感染した状態が潜伏期間を経て、また、診断までの遅れを経て、さらに報告の遅れを経て、やっと見られるデータです。感染時刻から起算してカウントするとおよそ2週間程度、遅れているんです。それじゃいけないからということで、発病日をちゃんと全員に関して推定して、その上で既知の発病日と推定発病日の両方を合わせたものを基に感染日を推定する、ということをやっていました。そのために、再現したい人が自分では再現できないというフラストレーションを生む結果につながっていたのです。

　この推定の方法は、バックカリキュレーション、逆計算法と呼ばれているものです。この方法の歴史は比較的浅くて、1987年頃に、HIV感染者の数をエイズ患者数から推定するために使われ始めたものです。エイズ患者数の推移から、現時点のHIV感染者について、感染何年目の人が何人という形で推定できるので、それを基にエイズの短期予測をするという目的で出てきた方法論です。今回に関しては、確定日の情報から発病日を推定して、さらに感染日を推定するという手のこんだことをやっています。

　ちょっと数式を使いますけど、流行1日目に発症する人の数を c_1、1日目に感染した人を i_1 に、感染後1日未満で発症する確率を f_0 とすると、$c_1=i_1f_0$ というふうに表現できますよね。それが、流行2日目だと、$c_2=i_2f_0+i_1f_1$ で、流行3日目だと、$c_3=i_3f_0+i_2f_1+i_1f_2$ というふうになっていきます。今僕たちは、発病した人を毎日数

【図12】逆計算（バックカリキュレーション）

流行1日目：$c_1=i_1f_0$

流行2日目：$c_2=i_2f_0+i_1f_1$

流行3日目：$c_3=i_3f_0+i_2f_1+i_1f_2$

流行4日目：$c_4=i_4f_0+i_3f_1+i_2f_2+i_1f_3$

畳み込み　$c(t)=\int_0^t f(u)\,i(t-u)\,du$

ニコニコ生放送は、こういったハードな内容を扱ったにもかかわらず3万2000人が視聴した

えているわけですから、c_1、c_2、c_3…といった数字は観察から得ることができますよね。そこから、どの日に何人が新規に感染していたのか、i_1、i_2、i_3…を計算する方法があるということです。さきほどの数式を畳み込みと呼ばれる方法でまとめて、そこから逆計算するというような方法です。

これができると、たとえば3月25日には都知事による外出自粛の呼びかけがあり、4月7日には、緊急事態宣言の発出があって、その前後で、どれだけ新規感染者が増減したかがはっきり分かって、政策評価をすることができるんです。そのために、こういう手のこんだことをやり続けていました。

川名先生のメール。勇気をもってニコニコ生放送へ

準備をしている最中に、専門家会議のメンバーで、有志の会のメンバーでもある、防衛医科大学校の川名明彦先生からメールが来ました。川名先生は呼吸器内科の教授なんですけど、国が感染症の専門家の会議を開く時には頻繁に有識者として名を連ねる方です。今回も専門家会議のメンバーで、ダイヤモンド・プリンセスの患者をいち早く受け入れて、肺炎を診てくださっているキーパーソンです。

その川名先生から、ぽんとメールが届いたんです。僕が頑張っているのを川名先生は分かっているし、支持していると。そして「西浦さんが発信する情報は専門家会議のクレジットですから」とまで言ってくださいました。

川名先生は、朴訥な感じで、僕と話す時も本当に大人の臨床医的な対応をしてくださいます。専

門家会議や有志の会でお会いしつつも、そこまでの濃密な接点はない感じではあったのですが、普段はそれほど話さない人から、急にこんなことを、それも自分が弱っている時に言われて、とても嬉しかったです。

もしかすると、武藤先生や他の先生が川名先生に後ろでなにか言ってくれていたのかもしれないですけど、つらい時には一人このメールを見て泣いたこともあります。僕自身が折れると終わりだから、科学者は勇気を持って科学的事実を正確に伝えるのが間違っていないのなら、頑張らないといけないし、これはまだ第一波だから序の口だと思って、継続して頑張ってみようと、心新たにできました。

感染症の数理モデルで定量的なものだったら、あるいは、データ分析をさせたら、日本では自分の右に出る者はいないだろうと自分自身を鼓舞します。ニコニコ生放送で何万人というような人が参加する中でプレゼンをするわけですが、自信を持ってやろうと決意しました。僕がこけると、感染症数理モデルを研究している同志や研究室の弟子たちがこける。僕がここで敗けたり折れたりするわけにはいかないのです。

ただ、田中先生の発案で、第三者の研究者に話を聞いてもらうという、その該当者がなかなかいません。本人に迷惑がかかるリスクがあるので、誰にお願いできるかと考えていて、思い当たったのが僕のかつてのチームメンバーで、香港大学の時に教えていて今はインディアナ大学にいる江島啓介先生です。

最初、クラスター対策班に加わってもらう予定で名簿に入れていました。ダイヤモンド・プリンセスの時に声を掛けていたのですが、その頃、米国人研究者にとって日本はものすごく危険な行き先に見えたらしくて、先方の上司（公衆衛生大学院の研究科長）が許してくれませんでした。日本に帰っている間の保険がどうなるのかとか、いろんなことを主張されて帰してくれなかったんです。そこで、なにかできることがあれば、とここで手を挙げてくれて、「第三者」を担当してくれました。

それで当日を迎えます。レクチャーの前に「高校理系数学程度を想定する感じでいいですか」とＪＡＳＴＪの運営の人に確認したら、そんなの関係ないから、難度はあまり気にせずに中身の正確性を妥協せずにやったほうがいいと言ってもらえました。ついていけない人もいたと思いますけれど、最終的には皆さんから支持をまあまあいただけたようです。また、観察データさえ自分たちで集めているような、結構張りぼて感のあるグループなんですよというのも理解してもらえて、実効再生産数R_tをめぐる「荷物」はいったん、少し下ろすことができました。

重要ではあるがコミュニケーションが難しい問題に対して、見た人がある程度満足感も得られるような場を提供していただけて、本当に感謝しています。同じことを、記者会見ですとか、勉強会というような形でやっても、難しかったと思うんです。ここで、こういう方法をもってくる、武藤先生と田中先生たち、社会科学系のコミュニケーションのプロたちの実力の高さというものに、感嘆させられました。

コラム　3万2000人の夜

5月12日、夜8時、ニコニコ生放送にて、日本科学技術ジャーナリスト会議（JASTJ）主催の「8割おじさん西浦教授に聞く～新型コロナの『実効再生産数』のすべて」が始まった。冒頭で早稲田大学の田中幹人が趣旨説明を行い、「日本の新型コロナ対応では、これまでの日本社会の〝科学的助言〟のあり方とは異なる、変わった試みが見られています」「今回はオープンサイエンスを目指す場をJASTJさんにお願いしました」として、西浦ら専門家たちの奮闘を、これまでに日本ではなかったものとして位置づけた。

さらに、このような現状分析をしてみせた。

「政治家は、専門家が前に出て語ることをどう扱っていいのかわからない。官僚も困惑している部分があるでしょう。メディアの側も困惑していて、かつては政府の中にいる専門家のことを『御用学者』といって批判してもよかったけれど、前に出て話してインタビューにも応えてくれるとなると、どう批判して良いのかわからない。作法ができていない部分がある。一方で、社会の側も、政府につくのは御用学者という古典的なシンプルな議論で批判する人もいれば、新しい試みをしようとしていると応援してくれる人もいる」

田中幹人は、2010年にサイエンス・メディア・センター（イギリス、オーストラリア、ニュージーランド、カナダに拠点を持つ国際的科学コミュニケーション団体の日本版）を立ち上げた中心メンバーの1人で、2011年の震災と原発事故の際には、放射線リスクなど当時の関心事だったことについて専門誌に発表された論文の概要を伝えるとともに、立場の異なる専門家にコメントを求めるという、当時としては斬新な方法で情報提供をした実績がある。

その田中にとっても、2020年における日本の感染症学の専門家たちが繰り広げたコミュニケーションは、なにか特別なもの、新しいものであるように映ったという。それも、オープンサイエンス、つまり、〈市民が学術的な研究調査の情報にアクセスしたり、研究に参加することを促す運動〉の一例となりうるような萌芽を見出していた。

それに応じた西浦は、主催者であるJASTJの助言通り、基本的に高校の理系数学を念頭に置きつつも、この流行下で西浦が行っていた実効再生産数の計算について妥協のない説明を行った。さすがに「『実効再生産数』のすべて」を語ることは無理でも、常微分方程式を理解し、コード（プログラム）を扱える人ならば、西浦が準備したデータを使って、同じ結論に至ることができるように、必要十分な説明ができた。

ハードな内容だったにもかかわらず、リアルタイムで視聴した人数は3万2000人超に達した。事後に行われたアンケートでは90・8パーセントが「とても良かった」、6.2パーセントが「まあまあ良かった」と回答し、つまり97パーセントがポジティブな評価をした（コメント欄では「9割おじさん、爆誕」との声があがった）。これは、内容の難しさを考えると、異例の高評価だった。

説明で使われたスライド、データ、コードは、GitHub（https://github.com/contactmodel/COVID-19-Japan-Reff）に公開され、その夜のうちに自らの環境で試してみる人たちが続出した。また、数日たつと「西浦先生らによる実効再生産数の統計モデルを解説&拡張する試み」といった、さらにもう一歩踏み込んだ内容の分析サイトもネット上に見られるようになる。

こと実効再生産数をめぐる疑義については、この夜を機に批判はぴたりと止んだ。

11

「経済の専門家はいないんですよ」と尾身先生は言う～経済と科学の二項対立

「とにかく解除したい」というプレッシャー

3月末から5月にかけて、緊急事態宣言の前の時期から最中は、ほぼ毎日、西村担当大臣と面会していました。厚労省から内閣官房に出掛けるんですが、内閣官房は官邸の近くにあるんです。毎日1回1時間、尾身先生、押谷先生と僕の3人で面会しました。押谷先生がお休みの時期は、尾身先生と僕の2人です。

大臣と毎日確認していたのは、日本全国の都道府県で何人の感染者が出ているか、接触が追跡されていない割合がどれくらいか、入院患者と重症患者がどれくらいか、増加率や倍加時間や実効再生産数はどうか、といったようなことです。毎日一緒にそういうデータのアップデートをして、状況を理解し、その日その日で解決しないといけない政策課題や、それに関連することを議論していました。大体いつも1時間ぐらいかけていました。

データ分析で相談されるのは、緊急事態宣言はいつまでやらないといけないかとか、その後のプランとして業種ごとのガイドラインを作っていこうと思うけど、どう思うかとか、国土交通省主導で8月からGoToキャンペーンというのをやりたいとか、感染症制御からすると大枠的に言えば全く真逆の話ばかりなんですけど、それを細かな感染対策をしつつ実施するためにはどうすればいいのかということです。

5月の連休以降も緊急事態宣言の期間を延長するというのは、政治的にはかなり前から見えていたことです。でも、いざゴールデンウィークが明けると、すぐに政治が焦り始めます。とにかく早く解除したい、いつ明けられるのかとか。とにかく解除したいというプレッシャーを感じるような会に次第次第に変わっていきます。

そのバックグラウンドには、「外出自粛要請とか休業要請というのはもう無理だよ」「補償だけじゃ食っていけないよ」という意見が多く聞かれるようになって、そういう社会のほころびみたいなものが目立ち始めて、ニュースでさかんに取り上げられるような状況がありました。4月後半までは、「医療従事者頑張ってください」「流行状況が大変になったら、みんなで協力をして頑張ろう」という空気があったんですけれど、明らかに感染者が減り始めたので、そこでそろそろ社会経済活動を再開したらどうかという雰囲気が、メディアを中心に社会で醸成され始めるわけです。

経済と流行対策の二項対立

僕もゴールデンウィーク明けぐらいから自然に、空腹時と満腹時の両方で胃がキリキリと痛くなって、薬局で一般医薬品として購入できるガスター（潰瘍治療の胃薬）を買って飲み始めます。尾身先生、押谷先生も恐らく同じ感じだったのではないかと思います。プレッシャーに対する身体の反応というのがやっぱりあるんだなというのを痛感して、途中からは妻に、より本格的な胃潰瘍の薬を送ってもらいました。

この時点で、経済と流行対策の二項対立に近いような図が、くっきりと見えるようになりました。リモートワークを推奨といいますけど、仕事が進んでいない人のほうが多くて、社会経済活動がほぼストップしてしまいますから、日経の株価が2万いくらあるというのは、奇跡のように思えました。これからも日本でも大きな流行が起こる可能性が十分にあって、最悪の場合には取り付け騒ぎみたいなものさえありうるんじゃないかとまで思うのですが、今はなんとか持ちこたえていますよね。

これだけの経済的ダメージがあって、まだ「リーマン・ショック超え」ぐらいの言い方がされています。でも、まだまだ続きますから……。第二波が続く今は、1回表裏が終わって、2回の表の敵の攻撃という段階でしょうか。今後、世界恐慌が起こる可能性も心配しています。政治が責任を取れないぐらい重いものになっていて、及び腰になっているように見えます。

いつそれが暴動みたいな形で噴き出すかというのが、先進諸国の社会が、今後壊れるか否かの一つの分水嶺だと思っています。きちんと見ておかないといけないんですけど、アメリカがもう非常に危ない段階にあると思っています。政治の統率機能がちょっと厳しい状況になっていて、ほかの案件で政権が持ちこたえられなくなり、さらに感染症制御もうまくいかないとなったら、ものすごい社会不安が起こるのではないかと危惧しています。

日本では、それより少し統制の取れたレベルですけど、このままで行けるんでしょうか。飲食店が厳しいという報道が連日続きます。お店を休んでも、家賃はそのままのしかかってくる。メディアで取材されているところだけではなくて、見えないところで苦しんでいる人たちはものすごくたくさんいるんだろうなと思っています。特にフリーランスで仕事がストップしたままになっている人たち、観光業でガイドをしているけど、人がいなくなったので休みがずっと続いているとか、気付かれないままお仕事がなくなっていて、でも補償の対象にならないような人たちが、相当数いそうです。そういった人たちの行き場のない思いに、この後流行対策をする上でどのように政府は応えていけるのだろうかと心配でなりません（安倍政権が持ちこたえるのは厳しいと思っていたのですが、案の定、総理自身の体調を理由に、交代することになりました。が、このまま継続するのも大変なことだと思います。大きな災害や感染症流行の時は政権が代わりやすい時です）。

そのような思いに対して、きちんと怒りが鎮まるような、やり場のない思いが緩和されていくような、そんな手立てを考えていないのではないか。それどころか、布製マスクを配ったりしましたよね。あの時に尾身先生は西村大臣にマジ切れして怒っていました。「なんだあれは！　あんなことにお金を使うのか」と言って、担当大臣がその場で「すみません」と謝ってましたが。

政治家は責任を取りたがらない

直接に面識はないのですが、僕の近しい趣味分野の方だとマラソンの川内優輝君の記事が、ランニング専門誌『ランナーズ』に出ているのを見て、心が痛みました。「コロナの中でやれることをやっています」みたいなことを書いているんですけど、プロはいろんな大会に出場して、その出場のお金で食べているはずなのに、軒並み大会は中止です。とすると、それほど多くないはずのスポンサー収入以外はゼロになっているんじゃないかな、と……。でも、専門家がデザインした流行対策が、政治決断されて実施されることで、そういう現況になっているわけですから、それに対して僕も専門家会議のメンバーも、ひしひしと責任を感じるわけです。

僕たちの立場から本音を言うと、本当は政権に専門家の役割を支持する言葉の一つも言ってほしいわけです。専門家の科学的アドバイスをもとに、政府が責任をもって要請しているんだ、と。だから一つひとつの対策をみなで我慢してやっていくんだ、と。建前だけでもいいから「俺たち政治家の責任だ」と言う人はいないのかなと思いきや、担当大臣は自分に問われて「安倍総理が」と言う始末ですし、それどころか、政府は責任転嫁のために僕たちを引き合いに出し始めます。

一度『NHKスペシャル』に出た時に、「これはいかん、注意しろよ」といわれたことがあるんです。対談を中心にした番組で、Ｚｏｏｍでつながっているゲストがそれぞれ話す構成になっていました。都内の病院で病床が逼迫しているという状況を見せる映像が流れた後で、僕が疫学的に今どういう状況にあるかを、実効再生産数や感染者数の動向を絡めて説明して、それぞれの地域で外国人労働者が職を失っているというような映像が出た後に、日本商工会議所の三村明夫会頭が、全国の中小企業がものすごい窮状に陥っていることを話す、というふうに。

補償がうまく回っていなくて、スピードが遅くて、届くべき人に届いていないという専門家の発言があって、「じゃあ最後にこれから大臣どうしますか」という形で、西村大臣に聞いたところ、大臣は同じことを3回も言うんですね。「西浦先生をはじめ専門家の判断で今後を決定していただく」と。あくまでも専門家の声を踏まえましたと3回も。出演を終えてから、番組を見ていた危機管理・広報コンサルタントの田崎さんから「いくらタフな西浦君でも、3回言ったのは気付いたでしょう」と言われて、そこで政治側の態度が少し分かってきます。

政治家さえ、もう責任を取ることが難しいぐらいダメージが大きいのだ、と。今でも経済優先の政策を決断する時に「専門家に政策実施の判断をいただく」と言って責任転嫁しつつ有識者会議の役割について言及しています。気付いていただきたいのですが、この「ご判断いただく」のは正常ではないのです。というよりも、情けなくて仕方ない。考えてみてください、「政策の判断をする」のが政治家の仕事です。専門家が判断するのではなくて、専門家が専門的知見を出し、その上で政治家が判断するのです。総理でさえそう取れる発言をされてきました。自分が腹をくくって決めているという事実を、誰も明確に言えないくらい政権は責任を取れない構造で弱々しい。それで、専門家に批判がのしかかるという事態が続きます。

一線を越えないポリシー

専門家会議のメンバーは有志の会のミーティングなどで、基本的には医学や公衆衛生の外の話には足を踏み出さないということを決めていました。どういうことなのかというと、「夜の街」がレッテルを貼られてひどい目に遭っている時に、尾身先生がカメラの前で、「とにかく手厚く休業要請を打ってもらいたい」と言えば、もしかしたら、すぐ動いてくれるかもしれません。

でも、一線を越えてそういう話をするのはやめようと、武藤先生を中心に最初からポリシーとして明確に決めていました。経済的な補償は感染症の専門家の領分を出てしまうので、それは一線を越えていると。しっかりお金を準備して出す甲斐性や決断力は明らかに政治の範囲です。だから、政策の提言書では、極力、感染症以外のことに言及するのは控えていました。

でも、僕はツイッターをやっていましたから、その時に「あなたたち専門家が仕事を止めているのに補償は打たれない」とか「休業要請と補償はセットだろう」とか、そういったことを言われていたのは見えていました。僕らも補償はしてほしいと思っているんだけれども、それは財務省をも巻き込んだ政治の話であって、僕たちは動けない状態だったのです。

流行が制御されてくると、さらに専門家会議に批判が集中し、「8割接触を削減」というのがやりすぎだったんじゃないかと言われます。みなさん第一波の緊急事態宣言が終わる頃になると、いろいろ大変だった部分がクローズアップされて、始まりの時の議論も脚色が付いてきて、正確な議論ができにくくなります。それで、やりすぎたんじゃないかという意見が出てくるのです。

8割の接触削減というのは、感染者の接触が追えてクラスター対策ができるぐらいに一気に新規感染者数を減らすために政府に採用してもらったものです。15日間で下げて、それがプラス15日で目に見えるということで目標にして、1ヵ月で終えようということでした。でも、その話を覚えている人は批判している人の中にはもうほとんどいません。

だからといって、ストレートに反論しても、感情で応じるだけになって生産的じゃないから直球のレスポンスはするなと、有志の会の勉強会で言われていました。直球を投げ返すのは本当の検証の時だけでいいから、それ以外の機会はちょっとそらして返すことを覚えてくれと。「特に西浦君、あなたは全力でボールを投げすぎるから」みたいなことも言われていました。

経済対策の大臣が感染症対策をするおかしさ

そんな空気の中で、流行制御をいつやめるのか、緊急事態宣言をどこでやめるのかという問題になります。そもそもクラスター対策ができるレベルまで新規感染者数を下げましょうというのが目標なんですが、連休明けで一日50人とか、一日60人とか、そのぐらいのレベルの時にも大臣に連日問われました。

今ならもう言っても大丈夫だと思うのですが、経済対策を担当する大臣が感染症対策の大臣を兼ねているために問題が生じているんだと率直に感じました。感染症対策と経済政策が背反するコンセプトである中でそれを同一者が担当している、というのは脆弱な政策的距離感を生み出してしまい、経済産業省の意思が強めに効いた安倍政権は、次第次第に経済重視に傾くことになります。第二波の拡大が他の先進国よりすごく速く、特に英国やフランスなどのヨーロッパを1ヵ月以上の時間差を追い抜いて発生したのは、経済重視の開放プロセスで制御をなおざりにした結果であることは、否定しようのない事実だと思います。それと同時に、僕が関わって特に批判をされた8割接触削減とか、被害想定の42万人の話というのは、やっぱりピュアにストレートにやりすぎていたのが問題かもしれないと実感します。もっといろいろな練り方をした上で、根回しをして伝えていたら、もう少しいい解決策があったかもしれない。でも、そんな繊細な戦略の下でやっていく時間が残念ながら、流行の速さに対応する時間的余裕としても、人のキャパシティとしても、僕たちにはなかったのです。

僕たち専門家はただただ感染を制御しようと必死に次の対策を打ち出してきました。経済が心配になるのは分かっていましたが、経済的被害のシミュレーションをするんだったら、別の人がやってくれないといけないわけです。でも、振り返ってみても、そういう要素はどこにもありません。

このままではいけないということで、政治と科学の在り方をしっかりと考えてもらおうという話をゴールデンウィークの頃までに決めました。この流行は長くなるし、政治に科学との付き合い方に関して、一度きちんと考えてもらわないと持たないぞと、尾身先生が5月4日の専門家会議の会見で「蔓延防止を第一としつつ、社会経済活動との両立を図ることが課題となるため、政府においては、長期的な対策の継続が市民生活や経済社会に与える影響という観点からの検討も行う体制整備を進めるべき」とびしっと言ってくださっているんです。水面下では厚労省にも内閣官房にも3月前半から経済専門家の会が別途必要だと主張してきたのですが、どこも動きませんでした。そこで、しびれを切らして公開の場で言ってもらった形です。その記者会見ではいつもの優しい話し方で「私たちには経済学の専門家はいませんのでね、政府に分析をお願いしたい」と強く言及します。

それをきっかけに、ちょっと流れが変わりかけたと思います。経済的ダメージを少なくするにはどうすればいいのか、経済の専門家による会議を作るということになり、そこでようやく明確に国民に伝わったと思います。私たちは感染症の専門家で、一切合切をやっているわけではないのです。

経済の専門家が来たものの……

よかったなと思いきや、内閣官房が招聘した経済学者の候補は、マクロ経済の人が多くて、必ずしも数理モデルを扱うような専門家ではありませんでした。基本対処方針の委員会には慶應義塾大学の井深陽子教授のような感染症数理モデルの研究経験のある方もいらっしゃったのですが、せっかく経済との両立という名目で有識者会議の分科会に追加で参加くださった経済学者の先生もPCR検査の拡充を必死に分析される始末でした。ご本人の責任ではなく、経済との両立を目指すタスクを与えられる計量経済学者を参画させられていない政府の問題なのだと思います。

感染症専門家たちとしては、補償の問題とか、あるいはプランB的に経済を回すアイデアとか、産業の構造を変えていく方向性を考えてくだされば、と思っていました。あるいは一緒にやっていくなら、ドイツでの議論のように感染症制御の経済学的な評価をして、GDPの損失について最適解があるかどうかを見ていくような方向性です。ドイツでは、疫学者と経済学者の検討の結果、実効再生産数が0・75ぐらいで制御したら最適だと見出して、政策に反映させようとしているんですね。それは国のプロジェクトとして戦略的にやったもので、日本でも共同作業としてできそうな話ですよね。一方で、補償やプランBは、経済のチームで提案してもらえればいいな、と。

でも、実際には、上記の通り「国民全員にPCR検査を」という欧米で経済学者が広く言っていることをPCRが最弱の日本で提言されている方もいて、経済学者も含めて各界の有識者100名以上からなる有志の方々からの緊急提言（6月18日付）は、「PCR検査を一日20万件に」でした。これは、現場でどのようなオペレーションをして、見つかった人にどう対処するのかということも含めた大きな問題につながりますし、経済の専門家が、流行制御の提言をしているような形になります。もちろんそれは悪いことではありませんが、それならば火中の栗を拾うように目詰まりの要因に目を向け、オペレーションまで介入しないとなりません。でも、経済学者の先生は、専門家会議のように全てを我が事のように考え、火中の栗を拾いに行くようなことはしませんでした。

というわけで、今政府に重用されつつある経済学者の先生が検査を唱えて、時代がそっちに舵を切ろうとしている部分もあって、本来的に両立という意味で期待される経済「活動」とのハーモナイゼーションというのは本当に難しいんだなと感じています。もちろんその件だけでなく、今に至るまでの経過の中での融和が薄いんです。

とはいっても、日本の検査が少ないことは事実なので、一日20万件が適当かはわかりませんけれど、検査体制の強化は絶対に必要です。そうすることによって、発病した有症状者や濃厚接触者が検査を受けやすい状態は絶対に作らないといけない。また、ハイリスクの無症状者に対しても検査を積極的に実施する、ということは自己隔離などのオペレーションや営業停止への配慮などのスキームを詳細に考えれば可能なのかもしれません。今まで検査を担当してこられた感染研の先生方や脇田座長が、本当にご苦労の上ですり合わせをされてきています。

コラム　感染症、経済、差別。そしてメディアにできること

8割の接触削減といった「国を挙げて」の流行対策は、甚大な経済的ダメージをもたらす。それゆえ、本来は、できるだけ緊急事態宣言に至らない状態で感染を制御し、「経済を回す」ことができればよいと考えられる。しかし、それがうまく実現できたとしても、流行が真に終息するまでずっと負担を強いられる人々がいることをここでは確認しておきたい。

西浦は、「夜の街」「夜間の接待を伴う飲食店」といった言葉で、ある特定の業態を指し示した時、「専門家が自ら切り込んでしまった」と語った。

全体的な接触制限をできるだけしないで済まそうとするなら、それはすなわち、社会の中で

ハイリスクな部分での接触削減をスマートに続けていくことが前提になる。この場合「スマート」というのは、西浦が「切り込んだ」産業など感染のハブになりやすい部分を制御すれば、小さな犠牲で大きな効果を挙げられるかもしれない、ということだ。その際「犠牲」となる当該産業は、他よりもはるかに重い負担を引き受け、それは流行の終息まで続くことになる。

当事者たちが困窮することは間違いない。だからこそ、社会全体での大きな経済対策に加えて、細やかな支援が施されるべきであることは議論をまたない。

ただ問題はそれだけではない。ここではさらにレッテル貼りが起き、スティグマと化し、差別が起きやすいからだ。対策としての合理性とは別に、ただ特定され、名指しされた時点で、その回路が起動する。流行と戦うヒーローとして捉えられているはずの医療従事者ですら、しばしば差別の対象になることが報告されるような状況で、「非難しやすい業態が感染のハブである」ことは格好のターゲットになりうる。これ自体、非常に困ったことだ。

また、この状況を放置すると感染対策としても悪手となることも分かっている。たとえば、東京で職場を失った人たちが、やむにやまれず地方に移動して、またそこで同じ業態の営業を始めるかもしれない。あるいは地下に潜って、容易に捕捉できない形でより高リスクな営業を始めてしまうかもしれない……等々。これらを回避するためには、感染症対策を推進する上での配慮や経済的な支援はもちろんのこと、おそらくコミュニケーション上の問題も大きくかかわってくる。つまりマスコミも大きな役割をはたしうる。

メディアはレッテル貼りに加担することもできれば、違う視点を提供することもできる。たとえば、「夜間の接待飲食店」の従業員が持っている社会的弱者としての面を強調したリポートを、さまざまな新聞やウェブ媒体が取り上げたのはその一例だ。

さらに一歩進んで、名指しした側の行政と、名指しされた側の業界が切り結ぶ中で生まれるベストプラクティスを掘り起こすこともできる。たとえば『ニューズウィーク日本版』（8月4日号）に掲載された「ルポ　コロナでやり玉に挙がる歌舞伎町のホストクラブは本当に『けしからん』存在なのか」（石戸諭）は、新宿区・新宿区保健所と歌舞伎町のホストクラブが、葛藤の中で信頼関係を結び、新宿モデルと呼びうる特筆すべき取り組みを作り上げていくさまをリポートした。西浦や押谷といった感染対策の中心を担った専門家たちや、政府、都道府県レベルの高所からの対策に批判的な視線を保ちつつ、名指しされた者たちへの非難をやわらげ、ある意味、名誉回復を行った上で、その中のベストプラクティスを掬い上げるのは、専門家でも行政でもなく、まさにメディアだからこそできることだ。

この感染症対策がうまくいったとしても、最後まで割を食う人たちは、どんな形であれ確実に生まれる。専門家が打ち出す大きな対策や政治がなぎ倒してしまうものを、メディアが丹念に追いかけ、批判的に、かつ建設的に伝え続けるアプローチは、今後ますます重要になるのではないだろうか。実はそこまで含めないと、我が国のパンデミック対策は完結しえないのではないかとすら思われる。

12 専門家会議が卒論を書いた〜科学者から政治家へのフィードバック

緊急事態宣言の解除は段階を踏んだものになった。まずは5月14日に39県、そして、21日に京都府、大阪府、兵庫県の2府1県、さらに25日には、残る北海道、千葉、埼玉、東京、神奈川も続き、ここに至って全ての都道府県での緊急事態宣言が晴れて解除されたことになる。

1ヵ月から1ヵ月半の間、まるで止まっていたかのように感じられた時間が再び動き出した。最初は恐る恐る、しかし、すぐに大胆に、人々は日々の暮らしを取り戻していった。

5月29日、全都道府県の解除後初めて行われた専門家会議の記者会見では、「全国における新規感染者数のオーバーシュートを免れ、緊急事態宣言の解除に至ったことについて、心より感謝申し上げたい」とした上で、「この感染症は、『再度の感染拡大』(〝次なる波〟)が予想され、長丁場の対応が必要になると見込まれている」と注意喚起がなされた。

そして、市民一人ひとりの「新しい生活様式」を徹底して行動を変容させることと、各都道府県知事による協力の要請(施設の使用やイベントの開催自粛の要請や感染対策への協力依頼等などの協力要請)を適切に行うことで、「次なる波」をできるだけ小さく、また後ろ倒しにするべきだとした。

しかし、この時点では、多くの国民はまだ「次なる波」にリアリティを持ち得ない。「夜間の繁華街」の人出をはじめ、リスクの高い場所での行動も一緒に戻っていくことで、新たな波の種は、静かに、しかし、迅速に蒔かれていくことになる。

尾身先生が目に涙をためてテーブルを叩く

5月半ばを過ぎたぐらいで、第一波がある程度、収束して緊急事態宣言が解除できました。緊急事態宣言が40日間ぐらいで終わることは、率直に嬉しいことではあったのですが、僕たちは、政治と科学の間で思い悩まねばならないような事態は脱しないといけないと話し合います。それで、「卒論」と僕たちが呼んでいるものを書くことになります。

とはいえ、これからどうやって、緊急事態宣言の状態から社会を開いていくのか、なにかよいセオリーがあるわけではないので、ヒヤヒヤです。6月19日に都道府県間の県境をまたぐ移動がOKになって、8月1日から「Ｇｏ Ｔｏで移動していいですよ」というふうに計画が進んで（7月22日に前倒しにして実施）、胃が痛くなるような日々ではあるんですけど、それでも、いったん政治と科学の距離感や責任の所在を含めてやり方を考え直さないと、とても持たないというのが専門家会議のメンバーで共有されていたと思います。

こういったフラストレーションの始まりは、かなりさかのぼって、2月の後半、特に3月に入ってからでした。それはどういうことかというと、2月の時点では、専門家会議の文書は、武藤先生が最終的に日本語の細部の表現を整えたものを採用するということにしていました。みなで意見を交わして醸成されたものを、文書に落とし込む際には武藤先生の力を得て表現を研ぎ澄ますという形です。けれども、3月10日の専門家会議ぐらいから、厚労省の人が介入してきます。専門家会議の「状況分析」に関する文書の中に、行政の事業でやりたいことも政策課題として入ってくるようになったのです。かつ、最終的な文案を取り仕切るのが厚労省の対策本部の担当者になります。骨を抜きやすくなり、また、政府の意思があたかも専門家の言ったことであるかのように好きに入ってしまうようになりました。

流行対策について、僕たちは政治との間に一つのラインを引いて、そのライン以上のレベルには踏み込まないという方針を決めていたことはお話ししました。だから、僕は尾身先生に「国民は、みなさん補償がなくて怒っていますので、尾身先生、会見の場で総理に言いませんか。尾身先生が優しく言うと補償の話が動くかもしれないから」と頼んだことがあるんですが、複数の先生方からそれは駄目だと言われました。そこは僕たちが引いていた一線です。感染症以外で政策に関して直接こうしなさいという話は言わないと決めていたんです。でも、こちらはそうやって一線を引いているところに、文書をまとめる段階で、行政の意向が入り込んでくる。専門家の側は、必死に距離を取ろうとしているのに……。

「前のめり」といわれましたが、責任の所在がはっきりしないのです。経済のプロじゃないので、経済政策の話はしない。一方で感染症対策に関しては、きちんと提言しなければならない。そこに、行政の意向が後から加えられて、大切な部分を捻じ曲げられる。内容によっては、政治家が後に専門家の揚げ足をとり全ての責任を押し付けるような提言を、行政官が入れることだってできるわけです。とても不安定で、かつ、危うい話です。それに、本当に大事な経済重視の政策は、そういった文書の発出日の前日とかに突如として政府側から提示されます。これはとても卑怯な霞が関の方法ではあると思うのですが、本当に議論しなければならない鍵となる話は、官邸から突如として降ってくる形で専門家にも知らされます。すると「時間切れ」になってなにもできないまま発出される、ということになってしまうのです。

どれだけ政府の補償がのろくても、心の中で泣くぐらいしかできないというのは、僕たちにとってはものすごくフラストレーションです。僕たちが見殺しにしているように思われますので。訴訟が起きるリスクは実際にあって、警告文書や一部では訴状も届きました。僕には脅迫状が届き、生まれて初めて殺害予告を受けました。一番緊迫した頃には、厚労省と新橋のビジネスホテルの間を歩くだけなのに警察の方に護衛してもらったことすらありました。僕なんかは下っ端ですからかわいいものです。尾身先生は1人で自宅から外出することを、緊急事態宣言中から止められています。

官邸とは異なって理解者側である厚労省との仲も、一回徹底的に悪くなった時があります。それは3月19日だったんじゃないかな。厚労省の担当の事務官が、文書の最終バージョンのところで、提言している政策の一部をマイナーチェンジして、自分たちが入れておきたい政策を支持するように高度な日本語で書き換えていたんですね。伏線には、すでに公になっていますが、無症状者からも二次感染が起こる、という記載が厚労省側の判断で削除された、ということが何件もありました。そういったこともあり、厚労省との独立性はどうなるんだという話で、厚労省も専門家もみんなで怒鳴り合いながら話し合いをしました。

その流れで、今後、専門家会議の記者会見も、厚生労働大臣か医務技監が同席の上で発表できないんだったら、もうやめるみたいな交渉をしたことがあるんです。きちんと責任の所在や役割分担をはっきりさせるためです。厚労省の本部としては本部長かそれに相当する方が同席するのはOKということで、結局アドバイザリーボードに形を変えてからは専門家会議座長の脇田先生と対策本部の正林督章《しょうばやしとくあき》健康局長が同席してメディアブリーフィングをしています。

そういう交渉事の時、僕はクラスター対策班で厚労省のビルにいるので、専門家会議の窓口として厚労省に伝える役割を担いました。「今、専門家会議の先生方はこんなことを言っていますが、どうしますか」みたいな話をするわけです。

でも、そんなふうにフラストレーションがたかまって、厚労省とも仲違いしそうな時、週末の有志の会で、尾身先生がテーブルを叩きながら、先生より若い我々専門家全員を叱るようにおっしゃったんです。

「厚労省がちびちび書き換えるとか、そんなしょうもない話はどうだっていいんだ。責任取れと言われるんだったら俺が取るぞ。お前たちはそんなもんなのか」「今は流行しているんだから、流行を止めるんでしょうが。お礼参りは終わったらちゃんとやるから、今はとにかく流行を止めるぞ」と言いながら、目に涙をためてみんなをいさめてくれたことがありました。

尾身先生がそんなふうに怒鳴ってくれて、今はとにかく流行を止めるんだと言ってくれて、それで、僕たちはここまでやってこられたのです。僕は人生の集大成として全てを賭けてこの流行対策に臨んできた専門家会議の精神的支柱からもっと学ばないといけない、と実感させられました。生き様、度胸、優しさ、それから、専門家としてのプライド。僕は尾身先生と一緒に仕事をさせていただける場にいられたことを本当に貴重だと思っていますし、今後それを未来に活かしていかなければと強く感じました。

「卒論」を書くというのは、流行をとにかくいったん止めた時にするべきこととして、尾身先生や脇田先生をはじめ専門家会議の先生方が時間をかけて考えていたことなのです。

尾身先生のこと

ここまで機会がなかったので、尾身先生について少しお話ししておきます。

尾身先生は、テレビの前ではゆっくりとした語り口で、聡明な雰囲気で説明してくれる優しい先生というイメージでしょうけど、さっきお話ししたように、必要な時には、怒鳴り声をあげて、皆をいさめつつ鼓舞できるような指揮官です。内閣官房まで2人で歩く時にご本人に言われたんですが、「西浦さん、あんたは太りすぎてきたね。私は今朝も200回、竹刀を素振りしてきたよ」と。

剣道は相当の腕前で、毎朝のルーチンなんだそうです。

押谷先生や僕の願いを、のらりくらりとかなえてくれるような役割を、これまでも果たしてくださっています。政治家と話す時の落としどころの探り方は〝尾身方式〟みたいなものがあって、「極力8割」をめぐる攻防も、尾身先生の真骨頂といえるところです。

先にもお話ししましたが、僕があくまで「8割の接触削減」を主張している時に、最終的に「最低7割、極力8割」になったのは、「7割」になりかけていたのを尾身先生が押し返してくれた成果です。この件で、僕に電話をかけてくださった時、「あくまで8割でお願いします」と僕が言ったら、「おう、わかった」と、その後の会議で総理に説明してくれました。

これは同席した人から聞いたんですけど、「ここは、7割か8割という話ですけど、医学者として見るなら、僕は8割を取るなあ」とかゆっくり言いながら、中身の文章を変えていくんです。

「最低7割ということでしょうね」って言ったかと思えば、すぐに「極力8割でしょうね」と言い、それから「そういうことだったら最低7割のほうはもう要らないかもしれないぐらいですね」とか言いながら、日本語が変わっていく。その後また押し返されて「最低7割、極力8割」となるわけですけど、一時は「極力8割」だけのスローガンになりかけるところまで（笑）。ものすごく困った流れになっていた時にも、尾身先生が大臣に会って政策が変わって、気付いたら解決していたというようなことが何度もあって、僕にしてみると理想のボスですね。とにかく突破力がすごいのです。

押谷先生にとっては、尾身先生はＷＨＯの西太平洋地域事務局で直属の上司でした。以前、ぼそっと教えてくれたことがありますけど、自分が無茶をやって、尾身先生に「間違っていました。ごめんなさい」と謝った時にも、「ばかやろう」とその場ではぼこぼこに言われるんだけれども、すぐに「次も頑張りなさいよ」と認めてくれた、と。自分がマニラの設備もない中で感染症対策ができたのは、尾身さんがいたからこそで、今日本でこういう場でまた助けられていると思うと、本当にありがたいという話をされていました。固い絆で結ばれているのを、時折垣間見ています。

尾身先生は新しい分科会の中でも、経済学者が入り批判を浴びることが目に見えている会議体（政策提言をする会議）の座長を率先してやられていますよね。利他の精神が勝っているというのが、この人の生き様なのだろうと僕は思っています。そういうリーダーに恵まれて日本は本当に幸せだったのですが、こういう経験を経て、〝ポスト尾身〟に登場してもらわねばならないというのが、これからの日本の課題だと思います。みなさんの見えないところで70歳を越えた老体に鞭打ち、日々、大臣との面会や会議をこなし続け、流行を制御してきています。ここまでできないといけないというのは、本当に大変だなと、先輩の働きを見ていて、肌に刺さるように感じていることです。

一方、ＮＨＫの『日曜討論』で「この番組は若者は見ていないでしょうけども、若者の感染が重要で……」と言ったすぐ後に、「あ（言ってしまった）」と生放送中に正直に天を見上げるようなスーパーかわいい部分も持ち合わせているのが、尾身先生のステキなところです。専門家会議の会見で、記者の方から「専門家の間でもっとも一致しなかったのはどこですか？」と尋ねられて、「まあ、あれですね、もっとも一致したものはね……」のように一致したものについて回答するんですよ。故意であることも多くて隣で笑いを堪えるのがつらい場面も作っていただきました。

日本記者クラブでの「卒論」発表

「卒論」の話に戻ります。

リスク分析までは僕たちがやる。現状分析をして、こうしたほうがいい、といった評価まではやるけれど、そこから先のリスク管理の決断は政治にお戻ししますよ、としっかり切り分けようということを話し合いました。

僕たちは、感染者数がダイナミックに変化するから、こういうふうに直接語り掛けないと遅くなってしまうということで、何度もルビコン川を渡る思いでやってきました。それと、厚労省の事務連絡通知に任せて物事が遅れてしまうのと、どちらが良かったのかという検証はもちろん必要ですが、今後は同じことを繰り返さないためにも、科学顧問が必要で、コミュニケーションのプロが政府の本部を守るという形がよいだろうというコンセンサスが形成されて、卒論ということになりました。

実は書き上がってから1ヵ月以上、どこでどうやって出すのか脇田先生はじめ専門家会議の先生方の間で議論されていました。僕は正式メンバーではありませんから提言の一部の内容以外には関わっていません。公表の仕方によっては政権との仲が悪くなって、この後の流行対策に影響を及ぼしてしまう可能性がありますから気を使わないといけませんし、宣言が解除されて経済が前のめりになっている中で、タイミングとして適切でない時もあるわけです。

もちろん厚労大臣などにも事前に根回しして、「こういう発表をするので、びっくりしないでください」という話はしているんです。厚労省の事務側としては国会中など多忙な時に発表が社会的問題として注目を集めてしまうと実際の流行対策が滞ってしまうので、そのタイミングについて話し合うことにはなりました。それで、流行が落ち着いた6月後半に専門家個人の会見としてやることになりました。尾身先生が日本記者クラブから会見をしませんかと誘ってもらっていたので、そのオプションを行使したというのが実際のところのようです。

6月24日、みなさんテレビやネットでご覧になった方も多いと思うのですが、尾身先生、脇田先生、岡部先生の3人が、前に出て話してくださいました。実は、あの周りには武藤先生だったり、和田先生だったりがカメラに映らないところにいて見守っていたんです。僕も来るかと聞かれたんですが「僕は北海道です」と、ＹｏｕＴｕｂｅで見させていただきました。伝えるべき内容は伝えられ、新聞でも専門家と政治の役割分担や責任の所在について報じられたことで、皆さんが考えるきっかけとなったのではないかと思います。

一つの区切り

この記者会見が終わった後、6月27日、武藤研に集まった時に、みんなで記念写真を撮りました。

僕を含めて遠くからＺｏｏｍで参加している人たちは後ろのスクリーンに映っていて、尾身先生と脇田先生が一番前に出ています。みなさん笑顔です。

有志の会のメンバーが集まって、もう次の流行対策を練る段階になってはいるんですが、一つの区切りだし、ここで写真を撮りますか、ということになりました。「みんないろいろあったよね、無事にそこの発表まで行けてよかったね」「次につなげないといけないね」と、この瞬間はとても明るい雰囲気の会でした。でも、すぐにトーンが変わって、「サーベイランスでここが問題でしょう」とか、「検疫でこうしないといけないんじゃないか」というような宿題が尾身先生から各人に出て、それぞれ分析作業をするということになっていきます。

あらためて考えると、尾身先生をはじめ、すごいメンバーです。

それぞれ自分の分野ではリーダーのような立場の人たちが、年齢的にもシニアな先生方も含めて、尾身先生と志を一つにして、火中の栗を拾う。専門家会議の中に入っているんだから、体を張って流行を止めるんだという姿を、目の当たりにしました。最前線に立っていた僕はその一人ひとりから最大のエールを受けながら流行制御に関わることができ、その経験を心から幸せに思っています。専門家としての矜持と善意で動けるメンバーがあそこに集結したというのは、本当にいい勉強の機会になりましたし、これを受け継がないといけないんだな、と、メンバーの中で一番の若手の１人だった僕は、大いに学ばせていただきました。

これは明かしていいと思うのですが、この時、僕はみなさんに真摯に謝罪しています。

これまでサイエンスコミュニケーションに関して、結構な挑戦をさせてもらいました。8割の接触削減のことも含めて、そういう挑戦が「前のめり」の代表格の役割を果たしていた自覚はありません。本来的には僕は専門家会議の正式メンバーではないわけですし、しかも最後の会見は先輩に任せているんですよね。自分が前のめりになったことを「すみません」という会見に近いのに、それを先輩3人に言わせたのは、恥ずかしいなと思いました。それで、Ｚｏｏｍでつながったところで、「僕が一番すみませんとやらないといけないのに、すみませんでした」という話をしたら、みんなが「いいんだよ」と笑ってくれて……。本当に救われた気持ちになりました。

これはもちろん、結果論です。ここまで読んでくださった方には分かっていただけると思いますが、やっている間は必死だから、気付かない。そこまで冷静に手を打てているわけではなくて、科学的に真であると思っていることを、とにかくただただやってきただけです。しかしながら、事後的に見るとピュアにやりすぎているというのは明白で、一番ピュアっぽいのが自分自身だった。その前の1週間はちょうど札幌で過ごせていたので、「大学の研究者って、自分はこんないい仕事をしていたんだなと今実感しています」と言うと、みなさん爆笑してくれました。

これを次につないでいくのかと思うと、身が引き締まります。みなさん、表からは見えなかったところでも相当にたくさんの仕事をしています。この形での専門家会議は、この1回きりなんでしょうけど、有志の会のミーティングは続いています。僕は本当に素晴らしい先輩方に恵まれました。

コラム　卒業会見と新たな体制

日本記者クラブでの記者会見で提出された「卒論」の資料は、私的な会見だったことから、厚労省のウェブサイトの「専門家会議の見解等」のページには採録されていない。しかし、専門家有志の会のｎｏｔｅのサイトにて、その時の動画、提言書、さらには、それらから再構成した詳細な記事が掲載されている（https://note.stopcovid19.jp/n/nc45d46870c25）。

会見では、専門家会議の活動を2月の「アドバイザリーボード」までさかのぼって振り返り、「本年2月の発足以来、感染拡大のスピードに負けないよう、疾走してきた。これまでの約4か月間、この感染症に対して、計10本の『見解』と『状況分析・提言』をとりまとめるなど一定の役割を果たしてきたと考えている。しかし、同時に、緊急事態下における『専門家助言組織』のあり方等については、様々な課題も見えてきた」というふうに切り出している。

その課題とは、（1）専門家助言組織そのもののあり方、（2）専門家助言組織の活動に関連して見えてきたこと、というふうに大きく分けられる。

（1）の「専門家助言組織そのもののあり方」をめぐる課題は、すでに西浦から語ってもらった通り、「外から見ると、あたかも専門家会議が政策を決定しているような印象を与えていた」こと（政府と専門家会議の関係性）と、多くの人々に行動変容を促すため、詳細かつ具体的な提案を繰り返していくことで「専門家会議の役割に対して本来の役割以上の期待と疑義の両方が生じた」こと（市民への情報発信の問題）が挙げられている。

一方で、（2）の「専門家助言組織の活動に関連して見えてきたこと」については、まず日本における新しい感染症に関する研究の実施体制が十分ではなかったこと、その支援の仕組みやインフラが作られていなかったことが挙げられた。さらに、「専門家助言組織に対する、領域横断的な専門知識のインプット」をする仕組みがなく、専門家会議としても「日本のどこでどのような研究が行われているかがわからない」「時間的制約がある中で、疑問の解決に最適なパートナーと迅速に協働することが困難」という問題を指摘した。

そして、流行対策の根幹にかかわる「疫学情報に関するデータの公表」については、きわめて深刻な問題を見出している。「都道府県とそれ以外の地方公共団体との関係性が個々に異なる、各自治体での個人情報の取扱いが違うなどの理由により、地方公共団体からデータの提供、利用、公表の合意を得ることは容易ではないことが多かった」というのである。これは、西浦らがデータを公表できず「がめている」とまで言われた邪推を生む遠因ともなった。また、この説明の中で、医療機関から届いたＦＡＸを保健所職員がデータ入力する非効率な仕組みが対策を難しくしている現実も指摘された。

こういった反省点を踏まえて、政府に対して、以下のような提言を行っている。

まずは、非常に切実な問題として、「責任範囲と役割の明確化」だ。その上で、専門家助言組織は、「社会経済活動の維持と感染症防止対策の両立を図るために、医学や公衆衛生学以外の分野からも様々な領域の知を結集した組織とする必要がある」とした。さらに、「政府のリスクコミュニケーションのあり方にアドバイスできる専門人材を参画させるべき」とコミュニケーション面、倫理面での問題を大きく見ている。

また、「関連して対応しておくべき」喫緊の事項として「危機対応時における市民とのコミュニケーションの体制整備」「専門家助言組織が設定した研究課題に関する対応」（有効な施策を提言するために解決すべき研究上の問いを外部のグループとも連携して解決するための仕組み。つまり、新しい感染症の性質をリアルタイムで研究しつつ、対策に反映していく方法）、「データの迅速な共有」を挙げている。いずれも、専門家会議が疾走した4ヵ月の中で、大きな問題になったことばかりで、本書をここまで読んだ方には「腑に落ちる」ものではないかと思う。

さらには、中長期的な問題にまで切り込み、「研究体制の計画的な整備等」「感染症疫学の専門家の人材育成等」といったことをリストアップしている。

これについても本書の読者には納得感がある指摘だろう。感染症疫学の専門家として実地で活動するFETPは、クラスター対策の現場で大車輪の活躍を見せたものの、人員の少なさがそのまま活動の限界でもあった。日本での感染症の数理モデルの熟練者は西浦の周辺に限られたため、西浦のモデルに対する批判も称賛も、的はずれなものになりがちで、健全な状況ではなかった。

こういった提言への応答は、異例の素早さで行われた。

尾身たちが、この「卒論」について説明している記者会見と同日同時間帯に、西村担当大臣より「専門家会議を廃止し、新たな会議体を設置する」とのアナウンスがあったのである。質疑応答中でこの件について問われた尾身は「今、大臣がそういう発表をされたんですか?」「私はそれは知りません」と困惑しつつ述べた。最後までコミュニケーション上の問題を残しつつ、「次なる波」に備える体制が模索されることになる。

新たな会議体としては、まずは、山中伸弥(京都大学教授)、黒川清(日本医療政策機構代表理事)ら4人の有識者で構成する「コロナ検証有識者会議」を設置し、第一波を乗り切るまでの対策の検証と、提言を行うことになった。これは、専門家会議の「卒論」からの問題意識を引き取った上での議論が期待されるものだ。

さらに、専門家会議の改訂版といえる、「分科会」(分科会長は尾身茂)を再設置して、そこには旧専門家会議のメンバーのうち8人が名を連ねたものの、西浦の名前がないことが一つのニュースとして報道された。また、新たな試みとして、旧専門家会議が熱望した経済の専門家のみならず、労働組合の幹部や鳥取県知事など、いわば利害関係者が名を連ねることになった。「次なる波」に対して、この仕組みが果たして機能し得るのか。旧専門家会議の「卒論」がいかに活かされるのか。明けきらない梅雨時に始まった感染者増の中で、さっそくその実効性が問われていく。

終章

ひとときの平穏の中で

北海道に帰った西浦は、クラスター対策班が改組された疫学データ班にパートタイムでかかわりつつ、一時は完全にストップしていた研究活動を再開させた。7月末からは研究室から矢継ぎ早に論文を発表する態勢となりつつも、8月1日からは京都大学の教授（社会健康医学系専攻環境衛生学分野）として移籍することになった。以前、東京大学の准教授から北大教授となった時と同様、研究室を挙げての大移動だ。

身辺が慌ただしい中、「次なる波」を以前よりも少し引いた立場で見つめることになる。

日常が戻ってくる、移動が再開する

大規模な接触制限が終わり、少しずつ日常が戻ってきます。

ここにいたるまで、当初は押谷先生と、東京に詰めて働くのが「1ヵ月半くらいかかるだろう」と言っていたのが4ヵ月にもなりました。

僕は5月末の時点で、東京と北海道、半々の生活になりました。研究室のメンバーはクラスター対策班の後身の「疫学データ班」に輪番で残し、遠隔でデータ分析も引き受けつつ、クラスター対策を厚労省にお返ししたような格好です。7月からは全員が北海道に戻ってパートタイムで東京に行く体制とし、本来の研究がまたできるようになってきました。8月1日には京都大学に移りましたが、ラボメンバーも一緒ですので、慌ただしい時間を過ごしながら、分析も研究も進めています。

なにせ、検証の研究を急がないといけませんから。

6月のことをいいますと、僕はまだときどき、3、4日に一度くらいですが、西村大臣と面会していました。たとえば、6月18日の面会の時には、翌19日から始まる「県境をまたぐ移動の自粛の解除」の件で、脇田先生、尾身先生、押谷先生と、僕の4人で訪ねて、データを最終確認しました。毎日アップデートしている都道府県別の感染者の報告数、接触データ、実効再生産数などを見て、明日からの自粛の解除が大丈夫か、専門家と大臣たちの間で最終的な確認をしたというところです。

実のところ、本当にこのオープニングのプロセスでいいのか、聞かれるたびに専門家としてはただただ胃がキリキリするばかりでした。感染の制御の立場からいうと、感染の種をまくわけにはいかないんですけど、社会が動かざるをえないのです。その中で、社会経済活動が継続されつつもハイリスクの接触を防ぐことができるメリハリ対策に挑戦するという設計図に取り組むことになっていきます。僕たちが6月18日に訪ねた時も、「この設計図どおりでいいですよね」と聞かれて、「その設計図どおりでいきましょう」と応えるしかないような場でした。

ただ、ほかの国、たとえばヨーロッパと比べると、日本の開放速度はめちゃくちゃ速かったんですよ。ほかの国はもっと慎重にしています。だから、小さい流行が起こるのは間違いないと事前に分かっていました。でも、仮にそれを叫び、厳しい流行対策がとられたとして事前に流行拡大が止まることになると、社会経済活動とともに接触が戻ってきた時の流行像を皆さんが体感として把握することができません。今回のような再流行と付き合いながら、学んでいくしかないんですよね。

ある程度、繰り返しながら、接触者の追跡をしながら、皆さんの間でなにをすればいいかというコンセンサスができ上がっていけば、ワクチンができて伝播しやすい人や致命リスクが高い人に接種するところまで走り抜けることができるのだと思います。

国境があぶない、再び

6月の時点で心配していたのは国境の問題でした。3月に海外から感染者が入ってきた後のことはご存じの通りですが、6月からブラジルでの大規模流行が確実になりました。南米のコロンビアやアルゼンチンの状況も見ていると、もう手が付けられないのに近い状態で進展しました。北米ではアメリカの第二波、これは第一波が終わりきらずにまた大きくなった感じなんですけど、感染者の増加が始まります。アメリカももし南部で制御がうまくいかないと、集団免疫戦略に舵を切るんじゃないか、と今の時点でも強く感じます。アジアでは、インド、パキスタンはあまり情報が出てこなかったのですが、感染者が相当多そうであるというのは、渡航者の中の感染状況からわかっていました。中央アジアではネパールの制御が目立って困難そうです。

6～8月の状況だと、日本の空港は、成田、羽田、中部、関空というあたりしか海外からの飛行機は入って来ていませんでした。それをどう開いていくのかというと、少なくとも丸腰で入れてはいけなくて、きちんとリスクベースで決めてもらわないといけません。5月、6月に話している間は、大臣からは7月いっぱいまでは海外との渡航はないとはっきりおっしゃっていたのですが、日系の航空会社しか日本政府では制御できず、6月からフィリピン航空が急に来始めたり、ユナイテッド航空が来たりして、まず成田が悲鳴を上げました。このままでは、検疫業務の維持が限界かな、という状況だったんですね。

人が国境をまたいで移動することに関して、感染リスクを踏まえてトップダウンで意思決定をする機構を作ってくださいと、5月29日の専門家会議の資料としてデータ分析をしながら入れようとしたんです。でも、厚労省と国交省や外務省が折衝したもののうまく内部調整ができなかったので、載らないことになりました。実際のところ、さらに国境のチューニングをしている内閣官房の国家安全保障局（NSS）の担当は経済産業省が管轄するポストで、官邸判断が強く影響したようです。

専門家会議では和田先生が国境担当でしたが、第一波の苦い経験を機に2人で侃々諤々と話して、国境のシミュレーションを表に出すことにしました。医療従事者向けのm3のサイトで、2人で対談しつつ、論文ではないけれど数式も全部出して、手続き的な厳密性もちゃんと伝わるようにしてリリースしました。NHKは、それを扱ってくれています。そのシミュレーションの結果は、「今後、感染が流行している国から1日当たり10人の感染者が入国した場合、3ヵ月以内に100%に近い確率で大規模な流行が起きる」「一方、1日1人であれば大規模な流行は4割以下の確率に抑えられる」というものです。

「接触削減は必要なかった論」が台頭する

また流行がいったん制御された時期に、新規感染者数が相当に落ち着いている中で、メディアやオピニオンリーダー的な識者が、ぶれ始めたことも覚えておいてほしいことです。流行制御をしている時と、意見が変わる場合が出てくるんです。感染者が増えている時は「専門家がんばれ。医療従事者がんばれ」と言われ、ギリギリなんとか制御して一山すぎると面白いように「専門家がやりすぎた」と言われました。

もちろん接触削減の検証をしないといけないというのは残っているんですよ。それは大きなテーマです。でもそれ以前の段階で、第一波後には流行がもう終わったかのような論調が目立つようになりました。経済へのダメージが大きかったから、それを取り戻そうとする意見が大きくなっていきます。そもそも、接触削減なんて必要なかったという人も出てきます。

そんな中で、政治家もやはりぶれていきます。僕たちは今まで流行の分析をして意見を出してきたわけですが、経済ダメージの話題にすり替わって検証が進むんです。たとえば、前述しましたが大阪府知事は、「検証せなあかん」と一生懸命言っていて、それは真に心の底からそう言っている部分もありつつ、結局のところはリスク分析をした人に矛先を向けて皆さんの注意を逸らそうとしていると、強く感じていました。経済的ダメージを生じさせた責任者の1人である府知事の立場が相当つらいんだろうなと推察しています。府の専門家会議でも、「感染拡大の収束に外出自粛や休業要請による効果はなかった」というような評価が出ていましたけれど、そうすると、前に僕を叱り飛ばしてくださった大阪大学の朝野和典先生が、「緊急事態宣言の効果があるのかないのかは今日の会議だけで結論しないほうが良い」「次の波でも休業要請などは必要になるかもしれない」というふうに明確に意見を述べてくださるような状況に、一時なっていました。このように、透明性が一定程度担保できる会議体を持っているところは、今後、より成熟した会議内容に醸成されていくものと思います。

メディアでも「8割削減は必要なかった」とか「42万人は外れた」というような話が出ます。たとえば、『週刊新潮』(6月18日号)の記事のタイトルは、「〝8割おじさん〟西浦教授またも扇動？感染1日100人超、99％大流行…本人に聞く」というものでした。国境のシミュレーションなどをとりあげて「またも扇動している」というわけです。

その記事では僕自身にも取材があったので、記者さんとやりとりしました。記者さん自身はよく分かっている方で、僕は全力で打ち返して自身の主張に関する科学者としての立場や意図について説明しました。長いメールで丁寧にお返事したんですけど、記者さんとしては全部は載せられないし、僕がやったことに関して批判的に見ている人も世の中にはいるから、それを踏まえた論調で書くと連絡があって、結果的にはそのような見出しになっていました。

ただ、記者の取材を受けて話した限り、上記のようなタイトルや論調は編集部の意図であることを、僕はこの経験を通じて理解しました。いわゆる「おちょくる」ような論旨、それはそれで雑誌が持つ役割であり仕事なのだろうということを学び、それを知ってもなお、真摯に自身の考えについて誤解のないように話をすることは大切だ、と実感しました。

えぐいくらいの研究を

科学的検証をこの先に進めていくわけですが、問題なのは、たとえばこの間、「8割おじさん有識者会議分科会に入らず」がニュースになった時のように、政治と科学が決別するみたいな感じで書かれることが増えていることです。それは科学にとっても、政治にとっても決してプラスではありません。

そうこうするうちに、新しい波への挑戦の体制が整っていきます。有識者の構成が定まって、そこに次の専門家が配置されていきました。でも、科学顧問やコミュニケーターが正当な職や責任を与えられている構造ではなく、あくまで政治的に委員を揃えた状態です。スタート時点では、責任の取り方も明確ではなく、専門家会議の「卒論」はほとんど反映されていませんでした。それでも、尾身先生は批判されるのが分かっている分科会の会長を引き受けて、苦しい立場でも頑張ってくださっています。あきらめてはいけないことがたくさん残っていることを理解し、僕も気を引き締めました。厚労省ではリスク評価組織としてアドバイザリーボードが再開しましたが、僕はそこでまた座長が出席を求める者として参加するようになりました。

いずれにしても、僕が今、大学に戻っているということは、えぐいくらいの研究を粛々と返していくということしかないんだろうなと思って、作業しています。そして、それは僕が自分の能力を最も社会的に発揮する手段だと思っています。「8割おじさん」は僕の本来的な仕事や役割ではなく、あくまでも緊急時に必要となったあの一瞬の出来事であるべきものなのです。おそらく、もうしなくても大丈夫なので、そっと8割おじさん用マイクを床に置けばいいのだと思って、東京に置いてきました。

コラム

ふたたび研究を推し進める～注目すべき4つの論点

クラスター対策班に参加して以来、研究に割く時間がなかった西浦研究室だが、6月以降、ふたたび本来の研究チームとしての活動を本格化している。7月3日に本書のためのインタビューで話した際には、「今、ダイヤモンド・プリンセスのデータもやっと本格的に分析できているんですよ」と述べていた。下船オペレーションのために突貫工事的な分析を繰り返す中でも、なんとか自前で蓄積したデータベースを使い、今、やっと学術的なレベルでの分析ができる、と。

「これについては、ダイヤモンド・プリンセス組の小林君、吉井君が相当頑張って、下船オペレーションが終わった後もクラスター対策班の仕事をしながら、（新たに設置された本データ整理のための研究班のタスクとして）夜、寝ずにデータアップデートを続けてくれていたから、できることです。まあ、乗船員名簿に感染の有無や健康状態に関する情報が付加されただけですが、もうすぐ研究の公表と一緒に公開できるものを公開しようと思っています」

というふうに、研究としての時間が止まった2月に立ち返って、次々と分析を進めているところだという。

そんな中で、西浦は、特に優先すべきだとする研究（あるいは考察）を4つ挙げた。

1つ目は、「『夜間の繁華街』の制御だけで流行は止められるのか」という問題について。2つ目は、「予防接種の優先順位」。3つ目は、「一般社会での本格的な流行が起きた時にはどうなるか」という考察。そして、4つ目は、「ファクターXはあるのか」だ。

それぞれ、流行の制御のために必要な研究であり、西浦が「えぐいくらいの研究で返す」という部分でもある。ひとつひとつ、西浦に解説してもらおう。

まずは、夜間の繁華街のようなハイリスクのところの制御だけで流行は止められるのか、という件。

「東京の第一波を見返すと、ものすごく早い段階で夜間の繁華街の休業要請があれば、流行は止められたと考えられるようなデータがあります。そこから次第に院内感染などに発展していくところを止められなかったというのがその時の問題だったんです。では、ハイリスク群だけ止めればよかったのか、というのをきちんと示しておきたいと思います」

これは、この感染症が「消えやすい」部分でもあって、それが一部の業種なり環境なりを制御することで本当に止まるのかという検証でもある。

ただし、西浦はこれが分かったからといって一気に解決というわけではないと釘を刺す。

「今後は、高圧的な止め方はできないのもはっきりしています。それをやると、アンダーグラウンドに広がったり移動をしてしまったりして、手に負えなくなりますし、東京ではそれが起こりつつあるんじゃないかとすでに胃が痛いところです。また、同じパターンがほかの県で見られるかというと、必ずしもそうじゃないんですよ。似ているのは、福岡や大阪で、スナックとかバーでもクラスターが起きています。でも、札幌の伝播は厳密にはよくわからないし、北九州もよくわからない。年齢で言えば、高齢者からの二次感染が成人よりも起こりやすいということは明らかなんですけれども、実際のところは思っていた以上に成人の二次感染が多いかもしれないというあたりとかも、だんだん分かってきたところです」

それでは、2つ目の「予防接種の優先順位」はどうだろう。安全で有効なワクチンが手に入るようになったとして、その時、どんな優先順位で予防接種するのかというのは、非常に大きな問題だ。その感染症の性質や、社会の様態も含めて、最適な優先順位を評価して決めなければならない。これは感染症の数理モデルが活躍するテーマで、日本でも西浦は2012年から13年にかけて風疹が大流行した際、誰を優先的に予防接種すべきか数理モデルで導き出して貢献している。

「誰が誰にどれだけ二次感染を起こすのかというのは、職業や年齢によってかなり違います。

たとえば、職業でいうと、夜間の繁華街のようなハイリスクな場所、院内・福祉施設、「その他」の3群に分けられて、さらに年齢でいうと、未成年、生産年齢人口、高齢者、後期高齢者みたいな4年齢群で分けられます。それぞれの集団の中での二次感染、集団をまたいでの二次感染の起こしやすさもそれぞれ違って、そういったことを見据えつつ、どういう順番で予防接種するのがよいか割り出すんです」

つまり、感染したら重症化リスクが高い集団が対象になるのは直観的にわかりやすいが、それだけではなく、この集団での伝播を抑えれば全体が抑えられるというような二次感染が多い勘所を見つけることも大事なのである。

「まず年齢だけでいうと、高齢者が伝播しやすくて、死亡リスクが高いので、後期高齢者などのハイリスクな人には優先して接種しないといけないというのは確実になりそうです。一方で、都市部では「夜間の繁華街」で伝播が起きているので、そこでの二次感染を予防するためには、やはり予防接種で集団免疫（Herd immunity）を得るのがよいということになりそうです。ただし、接待飲食業や飲食店、それらの利用客の接種率が低ければ必要とされる集団免疫閾値《いきち》に届きませんから、集団免疫路線で予防接種を考えるのはもしかするとファーストプライオリティではないのかも知れません。いずれにしても、恐らく接種はこの冬は間に合いそうにありません。その次の冬には十分な数が間に合うかというあたりの勝負になると思います。そのためにはワクチンを作っている製薬会社と国がきちんと交渉をしなければならないんですが、結構厳しい環境にあると思っています」

なお、なぜ冬かというと、南米で感染者が増えた後で、世界的な人の移動の再開によって、東アジアにもう一回、多くの「輸入感染者」が入ってくるタイミングがこの冬だろう、とのことだ。一過性で感染者数が高くなるのは8月、9月だったとしても、その後、10月以降にビジネストラックが復活したように人の移動がどうしてもこれ以上待てなくなった時に本格的な流行になるのではないか、ということなのである。

3つ目の「一般社会での本格的な流行が起きた時にはどうなるか」というのは研究というよりはむしろ「考察」に近いという。

日本では流行が本格的に市中に出ていったことがいまだない。これまでの流行はハイリスクな場で広がったのが中心で、東京でも大阪でも、「夜間の繁華街など」「病院と福祉施設」が二大分野だった。それに対して、「一般社会で広がる」というのは全く違うものだ。

「コミュニティ、一般社会で伝播するのは、自分が感染したとして、どこで感染したかわからないぐらい蔓延しているような状況です。たとえばアメリカのニューヨークで流行していた時を思い出してほしいんですけど、どこに出掛けても伝播が起こり得たんです。カフェでも伝播するし、バスに乗っても伝播するし、電車の中だってありうる。相当に換気のあるところですら飛沫感染が起こったかもしれない。場合によっては空気感染のような伝播が起こる、と」

たしかに、一時のニューヨークで報じられたような凄まじい伝播をまだ日本では経験していない。しかし、西浦はそれが起こりうると考えている。

「今、日本で感染者1人当たりが生み出す二次感染者数の分布を見ていると、日本でオーバーシュートが起こらないという保証はないです。まだ起こりうると考えざるを得ません。だから、その時にどうするかも考えるべきです」

では、その時、どうするのか、というのは、最初の問いである「ハイリスクのところの制御だけで流行は止められるのか」ということとも関係している。

「ハイリスク群だけの接触が止まれば、どれだけの流行制御が可能なのかというのは全然解決されていなくて、その範囲がどこまでなのかという議論をして、政策のオプションとして持っておくべきなんです。それを行使しないといけない時期をどうやって判断したり、実行に移したりできるのかということも考える必要がありますね」

西浦が言う「コミュニティでの伝播」は経験したくないものだが、いざという時のオプションを多くもっておくべきというのはそのとおりだ。従来のクラスター対策がその時に役立たない可能性があり、かといって、効果的な「8割の削減」をしないで済む方法は、我々は流行が続く限り常に問い続けることになるだろう。

4つ目の「ファクターX」とは、日本ではなぜ、これまで感染者数が少なく、人口あたりの死亡者も少ないのだろうかという疑問に対して、日本独特の要因を見出そうとするものだ。

もちろんこれまで対策が成功してきたからだという見方がありつつも、別の要因があるかもしれないと多くの人が感じていて、いろんな説が出ている。「ファクターＸ」の名付け親である京都大学の山中伸弥教授は、その候補として「マスク着用や毎日の入浴などの高い衛生意識」「日本人の遺伝的要因」「ＢＣＧ接種など、なんらかの公衆衛生政策の影響」「２０２０年1月までの、なんらかのウイルス感染の影響」「ウイルスの遺伝子変異の影響」といったものを挙げた。

「日本での致命リスク（いわゆる致死率）は欧米と比較してみてもほぼ一緒なので、日本人は重症化しにくいとか、死なないということはなさそうだというのは、まず言っておかないといけないことです。その上で、じゃあ感染性、つまり感染のしやすさ、させやすさが違うのかといったら、その可能性はあります。感染しにくい人が人口の20％、30％いますよとか、そういうことが将来分かる可能性はあると思っています。でも、だからといって現時点で『日本人にはファクターＸがあるんだ』と楽観視してこの流行にちゃんと対峙しなくなるのはまずいんです」

つまり、仮にファクターＸがあったとしても、それによって「ただの風邪」になるわけではない、ということだ。感染した人が重症化し、亡くなるリスクは、欧米などと変わらないことが分かっている。つまり、たくさん感染すれば、たくさんの人たちが亡くなる。

その上で、今、ファクターＸについてどんなことがいえるだろうか。

「たとえば、ＢＣＧの予防接種をしている国は感染が広がりにくいんじゃないかということが一時よく言われていました。そうこうしている間に南米で流行が大きくなったんですけど、南米のほとんどの国はＢＣＧの予防接種をしているんですよ。だから、ＢＣＧが非特異的免疫を仮に与えているとしても、相当の人口が免疫を保持するに至っていると考えるのはちょっと違うかな、というところです。じゃあ、他に可能性はないかと考えて、僕たちがデータを見ていて明白なことは、日本と欧米では、二次感染の数が違うんです。つまり、１人あたりの感染者が、何人の二次感染者を生むかという点で、欧米の方が半端ない広がり方をしています。日本ではクラスターがそんなに大きくない傾向にあるとはいえそうで、その理由として現象論的にあり得るのは院内感染の連発とウイルス型による感染性の違いです」

ウイルス型によって感染性が違うなら日本はラッキーだったということにはなるのだが、手放しでは喜べない。というのも、感染性が高いタイプのウイルスがこれから入ってきたら、やはり大変なことになりうるからだ。

一方で、西浦の口からは、「交差免疫」の話は出なかった。日本の人たちは、ずっと前に新型コロナウイルスに似ているけれど病原性の低いウイルスに感染しており、いわゆる交差免疫を持っているのではないか、という仮説で、今も人気がある。もしも本当なら、かなりほっとさせられるものでもある。

そこで、西浦に重ねて聞いたところ、「いまのところ、その学説を強く示唆する疫学的エビデンスは見当たりません。でも学術的には最もありうる可能性です」とのことである。

これらの他にも解明すべきことは多く、西浦の研究室にはまさに「えぐい」くらいの研究が期待される。そしてその成果を、客観性を担保する査読のついた論文として公表して、世界の感染症疫学や数理モデルの同業者と切磋琢磨することで、「第一波」の時よりも、より多くの情報のもと、より有効で、犠牲にするものも少ない対策につなげられればと切に願う。

対談●新たな波に立ち向かうために

西浦 博×川端裕人

「第二波」の分析

京都大学で「司令官」を育てる

川端　新型コロナ感染症対策について西浦さんに話を伺うのは、クラスター対策班の任がパートタイムになって北海道に戻る前のZoomインタビューが最初でしたが（5月19日）、その後は、まずは北海道大学の研究室、さらに京都大学の研究室や新居というふうにZoomでつながる場所が変わっていきました。そして、きょう（10月9日）は、背景にはかなりセットアップが進んだ研究室が見えていますね。本編では語られなかったことなので、そのあたりの経緯を最初に教えていただけますか。

西浦　京大へ移ること自体は、新型コロナの流行が起こる前から決まっていたんです。去年（20

19年）の6月ごろ、京都大学の社会健康医学系の一番ベテランの先生から突然電話がかかってきて、「今、環境衛生学教室の後任者を探しているのだが、1年以上、教授会で話し合っていて、そこに先生の名前がリストアップされている」と聞きました。「そういうことなので、一度京都大学にプレゼンやセミナーをしに来ないか」とお声がけをいただきました。それで京都に行ってセミナーをして、もちろんそのポストは公募されていたものなので、僕も応募した人として審査を受けて、11月に決まっていました。

お話を受けた段階では、あまり移りたいとは思っていませんでした。北大では、公衆衛生学修士が取得可能なコースを立ち上げ、医者やナース、検査技師など少数精鋭の感染症専門人材を得て、北海道モデルが軌道に乗り始めた時期でしたから。充実感もあったし、楽しくやっていました。

ただ、京都で面談を受けてみて――のちに新型コロナの流行がきて実感したことでもありますが――、この分野で盤石なリーダーになる存在がまだいないんですよね。今回だって、司令官的な役割を果たせる人が全国で5～10人いれば、日本の布陣は盤石だったと思います。そこで、将来のために質の高い次世代のリーダーとなりうる専門家を育成するとなると、今の日本では東大か京大しかない。だから、期待していただいているのならお受けしようか、と決断しました。

先方としては年度替わりの4月から、という希望だったのでしょうが、新型コロナウイルスで遅れたわけではなく、北海道大学で春に疫学や公衆衛生の集中講義が入っていたので、それが終わってからということで8月の移籍になりました。もっとも、この春は東京の厚労省に詰めていたので、集中講義は東京からのリモートになってしまったのですが。

川端　比較的珍しいことだと思いますが、研究室ごとごっそり大移動したそうですね。大学院生もほとんど引き連れてというのは、インパクトがあります。

西浦　他に選択肢がなかったので（笑）。若手は最短5年計画で育成していますから、数理モデルを勉強し始めたばかりの学生は、ついてこないと専門を変えなくてはならなくなります。また、新型コロナの流行で、異動後、僕自身の研究が加速度的に忙しくなるのも明らかでした。新しい研究室を立ち上げる時というのはどうしても研究が停滞するものですが、「流行対策の検証」という使命がある以上、停滞させるどころか、ブーストしなければならないわけです。経験のある旧知の仲間が研究の続きを一緒にやってくれるのは、非常にありがたいことです。

一緒に動いてくださった皆さんにはとても感謝しています。去年の12月から1月にかけて、一人ひとりに話す機会があるごとに、「実はこういうことがあって、だから京都に行こうか」という話をしていました。先生が急にやたらと一人ずつスタバに行こうぜと誘ってくる、と皆ざわざわしていたと思います。（笑）

致命リスクが下がる〜解禁ムードの罠

川端　本編でのお話を伺った7月なかばの時点では、また一過性に感染者数が増えるかもしれないが、流行の正念場は、交通の往来が通常に戻る冬だろうとおっしゃっていました。実際に7月以降、「第二波」と呼ばれる感染者の増加があったわけですが、それは「一過性に感染者数が増える」という部分に相当するものなんでしょうか。

西浦　皆さんの接触が戻れば、再生産数が顕著に1を超えて、また流行が上昇に転じるということは自明でした。ただ、時期の問題としては、僕らは当たっているわけではありません。実は、もう少しゆっくりなのかな、と予測していました。皆さんの接触がゆっくり戻って、それによって流行が徐々に戻ってくる、と。しかし日本は、ヨーロッパの国々と比べると、緩和の速度がすごく速かったんですよね。結果的には、ヨーロッパの再流行をほぼ丸1ヵ月以上追い越したと思います。そうして第二波が起こって、今も終わっていない状態ですね。

制限が解除されていくと、皆さんは「あ、解禁されたんだ」と思い、一気に活動し始めました。休業要請や外出自粛が叫ばれている時には、行動が明らかに抑制され、逆に「解禁」となると一気に増える、とはっきりとわかりました。GoToキャンペーンに関しては、7月には流行の明確な加速はさほど見られませんでしたが、10月に東京発着が加わったことで事情が変わる可能性があり、データを慎重に分析しています。

川端　たしかに日本の「第二波」は、だらだらと終わりきらずに続いています。ただ、新規感染者数こそ第一波よりずっと多いけれど、重症患者数や死亡者数、世間の危機感も、はるかに小さい。どう分析されていますか。

西浦　第一波と第二波を比べると、重症化リスク（重症化率）も致命リスク（致死率）も明確に低下しています。若年層の患者が増えたせいなのはもちろん、年齢別で検討しても減っている。第二波の重症化リスクは第一波の6〜7割です。致命リスクはさらにその3分の1まで下がっています。

ただ重症化リスクの低下は、主に診断バイアスの是正で説明できます。検査数が抑えられていたため、これまでは発病していてすら未受診や未検査のケースが多かった。それらがきちんと診断されるようになったことで、軽症や無症状の感染者が診断されることが増えました。それで、5月から急激に重症化リスクなどがガクンと下がっているんです。

さらに、重症化リスクよりも致命リスクの下がり幅が大きいのは、重症患者の治療法がある程度確立してきた成果でしょう。抗ウイルス薬の「レムデシビル」、ステロイド（副腎皮質ステロイド薬）の「デキサメタゾン」、さらに、この感染症では血管炎が起こりやすいので、抗血液凝固薬の「ヘパリン」を投与して呼吸管理をしつつ患者の回復を待つ、という治療が奏功するということが、論文としても出始めるはずです。臨床医の専門家たちの間では、重症化患者も早い段階から適切に治療をすると、かなりの割合で救命できるという実感があるようです。正確にはきちんと検討しなければなりませんが、おそらく第一波で命を救えなかった人たちの半分以上くらいが、助かる可能性がある。多くの臨床現場で、論理的にありうる治療の選択肢を総当り的に試す、という状況からはひとまず脱したわけです。

川端　重症化した患者が以前よりも助かるというのはいいニュースですが、一方で、重症化する割合が少なくなったのが診断バイアスで説明できるということは、つまり、重症化を防ぐ治療の効果は以前と変わらないということですか？

西浦　はい。アビガンの有効性は臨床研究としての実証はまだですし、重症化を未然に防止するための治療法は、今のところ検討中の状況です。しかし、重症の条件を満たした人の約3分の2は高度医療によって助かっていて、命を落とす割合は劇的に減っているわけです。残りの3分の1がなぜ助からなかったのか——治療機会自体がなかったのか、治療が奏功しなかったのか——が分からないのですが、臨床現場のデータが出揃って分析すれば、治療の成果がより明確になるかもしれません。

治療法自体がよくなっているのは確かに明るいニュースなのですが、コミュニケーション上では多分、すごく苦労があるだろうと予測しています。重症化リスクと致命リスクの推移をずっと見ていると、実は今も80代、90代以上の人たちのなかに、かなりの割合で重症化の定義を満たさないまま亡くなっている方がいるんです。それはつまり、挿管するとか、ICUに入床するとか、重症としてカウントされる定義になっているような積極的治療をせずに施設や病院で看取られた人たちがいるということですよね。今はそういう状況が第一波よりは相当少なくなりましたが、まだ続いています。そういう人たちも全員治療できるかというと、(全員治療していては)おそらく医療体制への負荷が厳しくなると思うんですね。だから勘違いしてはいけないのは、治療法が出来上がってきているから過去ほど恐れることはない一方で、だからと言って、大規模流行が起きても大丈夫、というわけではないということです。大規模流行が起こって病床がなくなってしまうと手厚い早期治療もできなくなります。そのジレンマは、僕らも分析していかなくてはいけないと思っています。

GoToやビジネス往来の解禁は大丈夫?

川端　GoToキャンペーンの本格化だけでなく、国際的なビジネス目的の往来(ビジネストラック)も解禁が始まっていますが、これらはどうでしょうか。GoToでは東京発着が10月からスタートしていますし、ビジネストラックも「国際的な人の往来再開に向けた段階的措置」として、入国後14日間の行動計画や宿泊先、勤務先などを提出すれば、隔離が免除されるようになりました。今、お話ししている段階ではシンガポールと韓国だけですが、今後、段階的に往来が再開されていくはずです。

西浦　感染予防の観点からは、これらは決してよい要素ではありません。僕自身はこれまで「感染者が増えた場合の備えがない限り、移動の解禁は困る」と、リスク軽減を重視する立場から発言をしてきました。でもＧｏＴｏが始まるとなれば、僕たちがいくら「ダメです」と訴えたところで、経済的理由で始まってしまう。だとしたら一歩大人になって開き直り、専門家として何ができるかを考えるしかありません。その認識で、さまざまな人たちが水面下で手を取り合い、ＧｏＴｏで感染が増えた場合に詳細を分析できる環境を整えてきました。

たとえば、僕の研究室で水面下でやっていた研究では、７月22日にＧｏＴｏが始まった直後の４連休（７月23～26日）の前後で、観光を理由とした旅行に伴う感染者が地方でどれぐらい増えるかを見たのですが、やっぱりしっかり増えているんですよ。でも増えるということを分かってやっている政策なので、その中で重症の人を減らそうとか流行が悪くなるのを防ぐにはどうしようか、と考えることになります。

それは内閣官房のアナウンスにも多少反映されています。重症化リスクの高い比較的高齢な方たちが集まって地方へ出かけ、宴会を開くのはＮＧだけど、４人家族が車で近隣県へ旅行するのは気をつけて感染対策をしつつであれば大丈夫ですよ、と。一人ひとりが賢くなって注意を守れるのなら、それに越したことはありません。

国際移動についても、２週間の行動計画を出すというけれど、それが電子的に管理されて保健所と共有されるなんてことはないでしょうし、かといって２週間を空港付近で過ごしてもらうのも、毎日検査するのも、難しいでしょう。こんな時こそ、研究者の出番ではないかと思っています。旅行者の接触・行動履歴や、ハイリスクコンタクトの観察記録を集めて管理・分析できれば、どんな旅行行動が危険なのかが分析できます。そこから流行中の国際移動については、ここに気をつけてくださいという大まかなガイドラインを作ることができる。そうすれば、不十分かもしれませんが、可能な範囲の経済活動をしながらこの感染症とつきあっていくことができるかもしれない。政策提言をされる分科会の先生方は、なんとかポジティブな方向を見つけようとしているのだと思います。

分科会、そして、経済の専門家

川端　西浦さんは、専門家会議の後継である分科会に入らなかったことがニュースになりました。もともと専門家会議でも「座長が出席を求める者」で、正式メンバーではなく出席していた形でしたし、分科会にはそもそも出席されていません。今、少し離れたところから、分科会はどう見えていますか。

西浦　あまり離れた場所からは見られていないですね（笑）。実際のところどう進んでいるかというと、リスク評価機関として厚生労働省にアドバイザリーボードというのがあって、僕はそちらには「座長が出席を求める者」として出席しています。それに対して、分科会は一つひとつの政策提言をする機関ということになっています。

アドバイザリーボードは、分科会の前日とかにいつも開かれるんですよね。現状分析をやるときに、僕と押谷先生と感染研の鈴木基先生の3人で現状の流行状況を発表します。それを踏まえて、分科会で政策提言の話をするわけです。水面下ではいっぱい相談があって、忙しくしています。厚労省の人たちも、何もしないで手をこまねいているわけではないんです。たとえば、重症患者のモニタリングや予測ができるシステムを作りたいということで、こういうのならできるかという話を始めています。一方、感染研が苦労されているのは、もっと難しいリクエストです。クラスターの分析をもっとしてください、という。クラスターが起きた時になにが悪くて伝播したのか、「新しい生活様式」を実施しながら、検証しようとしているんです。現状は矛盾の多い「新しい生活様式」のガイドラインですが、そのガイドラインが効果的であったのかどうかも含め、ダメならどうすればもう少し良くなるのかを提案できませんか、というのが厚労省からの壮大なリクエストです。感染研の鈴木基先生が頭を抱えて、悩みながら考えていて、僕たちも協力できる分析を一緒にやろうかなと思っているところです。

川端　もう一つ気になっているのは、分科会には経済の専門家も加わって、最初は非常に勢い込んで様々な提言をされようとしていました。その後うまく融和して議論が成立しているのでしょうか。

西浦　分科会よりも大きな話ですが、国が専門家をうまく使い切れていない可能性があるのかもしれません。先進国としては本来、経済と感染症対策の両立をスローガンにした上で最適化を図り、なにが有効かつ必須の感染症対策で、経済との両立のゴールはどこなのかを示すような研究を複数打ち立てておくべきでした。しかし、今の日本では、分科会の外での関連研究の試みはごくわずかで、非常に厳しい状況です。流行対策による経済活動へのインパクトを定量化できる専門家はいないわけではないのに、声を掛けず、使い切れていないということです。

もちろん、今入っていらっしゃる先生方は各分野の大家ですし、意見交換の場として分科会は機能していると聞いています。ただ、政策策定上で最も大切なテーマである「感染対策と経済の両立」に直接対峙するために最も適切な専門性を持つ経済学専門家を選定し、成長させながら使っていく、という役所本来の目的を果たせているのかどうか。僕にはわかりません。

4つの論点を今語る

川端　最後にお話しした時に、今後4つの論点について重点的に研究、考察を進めたいとおっしゃいました。「『夜間の繁華街』の制御だけで流行は止められるのか」、「予防接種の優先順位」、「一般社会での本格的な流行が起きた時にはどうなるか」、「ファクターXはあるのか」の4つでした。あの時点から3ヵ月ほどしか経っていないので、はっきりしないことも多いかと思いますが、現時点での研究や考察をプログレスリポートとして教えていただけますか。

ハイリスクな場所とは？

西浦　まずハイリスクな場所については、これから私たち発のものを含めて、いろいろ研究が出てくると思います。第二波では、外出を自粛してリモートワークを推進してくださいといったふうに、社会全体での接触削減を呼びかけずとも、流行がいったんピークを打って下がり始めましたよね。そのきっかけが何だったのかを分析した結果が出てきています。

大阪が顕著でしたね。大阪は「5人以上の会食をやめてください」という要請を出して、その後に飲食店に営業自粛の要請が出ました。そして、「5人以上の会食をやめてください」という要請の日付のところで実効再生産数が1を割りました。それは第一波でも小池都知事が休業要請をしたところときれいに合っているのと整合します。

これで分かってきたのは、有名な大規模歓楽街での伝播が、全人口に波及する流行でのリザーバー（伝播が維持される機構）のような役割を担っているということです。ですので、いわゆる夜間の接待飲食業については、被害者である一方で、人口全体にとっては、場合によっては感染源になってしまうこともしっかり覚えておく必要があるんですよね。その業種の人たちに、まだ僕たち専門家や保健所がしっかりコミュニケートしきれていないのかもしれません。「自分たちは被害者である」という認識だと思うのですが、これは単純な構造ではなくて、感染すると社会の他の層に流行を拡大させてしまう起源にもなってしまう。難しい状況です。

押谷先生の言い方をすれば、「夜の繁華街で流行が収まると、全人口も収まってくる」と。実際に収まってくるのには少しだけの遅れはありますが、クラスター対策班のコンセプトで言うと、皆さんが密な場を避けている中で一番接触が起こりやすい場で伝播が止まると、他の場での伝播が持続できるような感染症ではないのだ、と。だから「防ぎうる」わけで、積極的に対策をしたほうがいいとずっと言い続けてきたことの証拠が、ある程度、揃ってきてはいるんです。

もちろん、問題はあります。一つは、だからと言ってどうするのか、ということです。彼らが社会の犠牲になることを是認するのなら、政治家に責任を持ってもらい、話をしっかりしてもらわなくてはいけない。どんな補償を行うのかも含めて、話しておかないといけなくて、それはその業界の人たちすべてが同意できるものでなくてはならない。でもこれは、なかなか厳しい道のりですよね。

一方で、そのような場所で抗原検査やPCR検査をたくさん行うといいのではないかというアイデアもあるので、政府もワーキンググループを立ててくれているのですが、「抗原検査は絶対にしたくない」というのがお店の本音です。感染者が出ると、営業停止になりますから。検査センターが設置される構想はありますが、実効力があるインセンティブが明確ではなく、やはり、道のりは険しいと思います。

川端　これは本編でも話題にしましたが、感染症につきものの差別の問題ともからんで、本当に悩み多き部分ですね。まず、それが根拠なきレッテル貼りだと感じる人は当事者にも、一般の人にもかなりいます。今後、明示的なエビデンスがあることが分かるかどうか、そして、分かった時には逆に恐ろしい部分もあって、どんなふうにコミュニケーションして、差別の問題に帰着させないか。社会が試されているとすら感じます。なにか「危険そうな場所」というイメージだけをふわっと流布させて、緊急時にはこれまでのように要請を出していくというのが現況だとしたら、そこから抜け出して、少なくとも今回のケースにうまく適用できる解決を見つけないといけない。

西浦　一方で、そこに焦点を当てすぎるのも問題なのが、さらに難しいところです。つまり、もう一つの問題というのは、最大規模の夜の繁華街ばかりが注目され、他の可能性が検討されていないということです。繁華街で伝播が起きたのは確かですが、日本での流行は、いきなり銀座や麻布や新宿で発生したわけではありませんよね。流行初期に伝播が報じられたのは、たとえばフィットネスクラブ、宴会、バスの中などでした。そういう場での伝播が今起こっていないのは、ハイリスクだと知った利用者が避けているからです。全人口の中でいつもメラメラと伝播がある中で、そういう場所での接触が戻る事態になった時、繁華街と同じくそこを抑えないと止まらない、感染のコアのような役割を果たすことにならない保証がなくて。

夜間の繁華街が制御されるのは、流行制御のための必要条件ではあるのですが、十分条件ではある保証はないのです。十分条件になるためには接触行動の自粛がなかった頃のデータを分析しなくてはいけなくて、そこを見直しながら、今研究を進めているところですね。

川端　たしかに、リスクをあまり感じていなかったであろう行動をとることで、クラスターが発生することがありますよね。たとえば「昼カラ（昼カラオケ）」。当事者たちは、昼間だし、普段からやっていることだし、と、危機感を持っていなかったんじゃないかと思うんです。

西浦　そうなんです。感染者が増えている中で（社会の感染リスクが高い中で）従来通りのような接触が起こると、あっという間に戻ってしまう。第一波の時、屋内空間に高齢者が集まり、窓を閉め切って食事や会議をした結果、クラスターが起きたことがありました。その関係者が「油断した」と真摯にコメントされましたが、まさにそういうことなのです。密閉空間で密な接触があれば伝播するのは当然なのに、繁華街が大きく取り沙汰されたことで、伝播の本質を見失ってはいけません。「昼カラ」はまさにその例です。そこをどうコミュニケーションしながら進めるのか、第二波以降のチャレンジになってきていますね。

ワクチン接種は高齢者から

川端　ハイリスクな場所の特定にもかかわることですが、２つ目のテーマとして、ワクチンについては、どんな状況でしょうか。感染制御するための最適な接種計画はどのようなものなのか、数理モデルが活躍する部分ですね。

西浦　ワクチンの開発は、第Ⅱ相試験である程度の安全性が評価され、より多くの対象者を相手にした第Ⅲ相試験が始まっています。すでに言及されているように、この冬に接種されるのはごく一部で、冬を終えたあたりから実際の接種が始まると考えています。

接種の優先度については、分科会が「医療従事者と高齢者から」と提言しました。国は新型インフルエンザの時の混乱を踏まえて、国民全体のコンセンサスを得たいと考えているようで、そういう話が早めにメディアに出始めていますね。

この件は、数理モデルで回答できる重要な部分だと思っていて、僕たちも注力して研究してきました。ところが、流行の第一波の前半やそれよりも前の北海道の伝播の分析と、第一波の後半や第二波の分析で、結果が違うんですよ。というのも、第一波の後半以降、高齢者が危険な接触を避けている度合いがすごく高いようなのです。たとえばフィットネスクラブは今再開していますが、高齢の人の割合はおそらく減っているのではないでしょうか。ジムに行って危なかったという話が流行初期にあったので、しばらくは行かないという覚悟を持って行動している人たちが、おそらく多い。それによって、相当に高齢者の感染が減ってきているんです。

だから、自粛の呼びかけがまだ全然行われていなかった初期の北海道の流行曲線を使うと、絶対に高齢者を優先しなくてはいけないという結果が出ます。年齢によらず感染しやすいという状況でしたから。でも、第一波の途中で見ると、中間ぐらいの結果が出ます。そして、第二波で見ると、今度は若年者を優先すべきだという結果に……。

これは、この感染症に関して、コミュニケーションがいかに重要かを指し示すものだと理解しています。皆さんにハイリスクの場面が伝わって、それを避ける行動を起こすことによって、伝播の動態自体まで変わってしまうのです。今は、リスクの高い高齢者がそれを自覚して、行動を大きく変えています。だから、ここから先の接触行動の変化にもよりますが、もしこれから皆さんの接触が少しずつ新しい生活様式よりも少し前の状態に戻ると仮定すると、やっぱりまず高齢者を守らないといけないという結論になるんです。僕らもデータ分析をしていて、人の行動の変容が伝播の動態を大きく変えてしまうさまに圧倒されました。

川端　たしかに結局、素のままで一番リスクが高いのは高齢者や基礎疾患がある人でしょうから、納得しやすい結論だとは思います。ただ、今後の接触行動がどう変わっていくかによって伝播の動態が変わってくるとしたら、場合によっては若い人を中心に、リザーバーになっているような集団に受けてもらうほうがよい状況もありうる、というわけですか？

西浦　その通りですが、それは結構難しい話なんですよ。若年者の中で伝播が起こっているから、高齢者がずっと自粛を続けている状況で、若年者に接種すればいいのではないか、という考えの下、若者に接種したとしますよね。それで流行が落ち着いて、でも完全には制御されていないような状態で、全人口の接触がそれなりに戻ってきた時に、今度は高齢者が犠牲になってしまうかもしれない。自粛が起こった時の再生産数で集団免疫を計算している人もいるのですが、それは妥当ではない。再生産数がもともと2とか2.5とか言っていたのに、今は1.5じゃないかという話をして、じゃあ1.5なら人口の3分の1の接触が減るだけで大丈夫なんだというような話をするのですが、行動が戻ってきたらまた再生産数が増えますから。流行対策をどれだけやればいいのか、恒久的な効果をもたらす「必要な対策量」を求めるには、流行対策が始まる前のプレインな状態を追求しながら取り組まないといけないんです。

市中で流行する可能性は？

川端　さらに考察として、一般社会、コミュニティに広がってしまったら、これはどうなってしまうんだろうということをおっしゃっていましたが、一時のニューヨークのような「どこでも感染が起きてしまう」ような状況って、現時点の日本でもまだ想定できますか？

西浦　真剣に想定はしています。僕たちがしないと誰もしないのだと思いますから（笑）。今、東京はくすぶっていますけど、ここからまた感染者が増えてきた時にはどうだろうというのは、頭に入れておかなくてはいけません。ただ、コミュニティで伝播するという時でも、伝播が起こる場は――ニューヨークでもそうだったはずですが――、屋内や乗り物の中の環境での密接な接触（クローズド・コンタクト）に限られていたと思います。屋内での接触はいけないと分かっているんだけど、外出してたまたま会った知り合いと15分だけ屋内で立ち話をして感染するとか、そういう隙をついたようなことが普通に起きうるということです。逆に、そういう場所がカットされていくと、うまく防ぐことができるはずです。

川端　やっぱり欧米では、キスやハグの習慣もあるし、身体的な接触をうっかりしがちな背景があるというのも大きいような気がしますが、そこはどうなんですか。

西浦　それは関係あると思いますよ。実際のところ、文化人類学でそういうことを研究したいという方から何件か相談の連絡をもらいました。皆さん国際比較をしたいと思っているんですよね。ハグをするから、キスをするから、とかそういう違いをすぐ想像するわけなのですが、でも、それだけじゃない。会った時に、至近距離で顔を突き合わせて話すような文化が根付いているのかどうかを定量しないとダメなんだ、ということに皆さん気づかれています。行動を変えて握手はしなくなっても、話す時の顔と顔の距離がものすごく近いかもしれないですよね。もしそうなら飛沫が飛ぶ範囲に入ってしまうわけですし、それを実証する研究がキックオフされているとは聞いています。

「ファクターX」は存在するか？

川端　キスやハグの習慣と流行の関係は、なぜ第一波の日本では欧米に比べて流行も亡くなる人もそれほど多くなかったのかという疑問に対し、素朴に思いつく仮説のひとつです。流行対策以前のところでなにか原因があるのかもしれないというのが、いわゆる「ファクターX」ですが、あれから何か分かったことはあるでしょうか。

西浦　残念ながら、まだ少ししかないですね。一つだけ明確にわかったのは、ウイルス側の話で、マイルドなウイルスが一度、存在していたということです。たくさん広まったウイルスの中で、シンガポール、マレーシアで流行した最初の頃のウイルスは、死亡者を出していないんですよ。

シンガポールでの死亡者は世界の中でも著しく少ないことが知られています。診断がついた場合の致命リスク（ＣＦＲ）を計算して比べると、日本はシンガポールより1.5～2倍ぐらい死亡しやすくて、そういった国際比較の論文を僕たちは最近出しました。それはマイルドな株のせいだろうと考えられています。それとは別のウイルスなのですが、伝播のしやすさについても実験レベル上でのエビデンスが出てきています。一つの塩基の違いがあった時に、いくつかの条件が揃うと伝播のしやすさが変わってくるということです。それがオーバーシュートを起こすか起こさないかぐらいの明確な差をもたらしたのか、まだまだ実証が必要です。密な環境や医療の環境では伝播しやすいということに違いはないのですが、ウイルスの本質が少し変わるようなことが、ちょっとした変異で起こっているという知見が揃いつつありますね。

ただ、日本で流行したのはそういったマイルドなウイルスではなく、それが「ファクターX」だったわけではありません。日本では、感染者が本格的に増える前にちゃんと皆さん自身で接触を減らせて医療崩壊が避けられ、感染の連鎖が止まったというのが、本質的な部分だと思っています。

あと、ＢＣＧワクチンや細胞性免疫の関与なども一部判明していて、今後それらがより詳細に整理されてくると思います。

数理モデルと感染症対策の未来

ＣＤＣを作り、人材を揃える

川端　最後に、流行中に自分が感じてきたことを少しお話しさせてください。京大で「司令官になりうる専門家を育てなければならない」という決意を伺いましたが、それは5年、10年かけてということとなりますよね。でも、今、この瞬間、この流行を制御していくためには、実地で動ける専門家の充実が必要です。それなのに、日本には、現場で動ける疫学専門家が本当に少ない！　今は、ＦＥＴＰ（実地疫学専門家養成コース）も、コースを終えると、皆、自分で行き先を見つけて、せっかく身につけた専門とは違うところへ散っていきます。感染症疫学のパーマネントなポジションがないからです。たとえば、１００人単位でそういった専門家を常時雇用するというのは不可能なんでしょうか。韓国では自国版のCDCを作ってそれが実現していると聞きました。

西浦　日本版のCDCのような組織を作ろうという議論は以前からあります。今回の流行で感染症疫学の専門家が足りていなかったということが明らかになり、人を少し増やす「箱」としてCDCが必要であろうというなら、それは接触者追跡をする時のトレーサーの人たちが、しっかり専門家としての位置を確立しつつ増えるということなので、すごくいいことです。今後、様々な政治的議論がなされるものと思いますが、その過程で「箱」の規模や形が決まってくるのだと思います。一定規模の人材を雇える状態ができるといいですよね。

いまだに検査を増やすか増やさないかという話が続いているのは日本だけじゃないかと思うのですが、「無症状の人の検査」を公的な仕組みでやると、ものすごい数の感染者の接触者を追跡する必要が出てきます。その追跡の人材がこれまで保健所には少なかったので、そこを増やさないとどうしようもなかった。追跡する人材を増やすというのとセットであれば、歓迎できます。

ただし、日本の場合、箱だけ作って動かない行政機関ができてしまうリスクもあります。皆が臨時で寄りあって作る専門家会議のような協力体制はいずれにしてもあったほうがよくて、あとは未来のために良い人材が育成される場が確保できればよいなと思っています。こういうことに関する激しい議論は政治マターなので、しかるべき管理職の先生方と政治家に期待してお任せしようと思っています。

「数理モデルなし」はスピードメータのない車を運転するようなもの

川端　第一波の時にものすごく気になっていたことが2点あります。まず、西浦さん以外に西浦さんの分析をチェックできる専門家がいなかったということです。普通はどんな第一人者でも、同業者から意見やアドバイスがもらえると思うのですが、今回に関しては本当にいなかった。ただでさえ薄い感染症疫学の人材の中で、数理モデルでのアプローチをリアルタイムでできるのは日本中で西浦さんだけ。そして、数理モデルという意味では近いところにいる人口学や数理生物学の先生方は奥ゆかしくて、メディアでの援護射撃も批判もほとんどしなかった。メディア側もそこが「同業者」だとは気づいてなかったかもしれません。一方で、これまで感染症の数理モデルに馴染みのない物理学者や情報科学者が、とても「勇敢」な試算を発表して、メディアがそのクオリティを疑うことなく報道して混乱のもとになったこともありました。

もう一つは、データを出せなかったということです。実際のデータと計算方法を開示できないがゆえに、説得力を欠いてしまった。クラスター対策班は、各都道府県が発表したプレスリリースや時には報道まで活用してデータをかき集めており、そもそも「データを囲い込む」ことすらできない状況だったことはまったく知られていませんでしたし、きちんと発症日まで推定した上で計算していたがゆえにそれを知らないでいると再現できなかったり、これも不信を招くきっかけになってしまい、とても残念に思っていました。

西浦　たしかに、いただいた反応の一部には、極端だったり、専門的なポイントから外れているものもありましたが、海外でも同様にグラグラしていました。著名な専門家たちが集まったアメリカでさえ、意見が揺れていた。プロが複数名いることで少しは緩和されるでしょうが、しんどさがなくなることはないのだろうと思っています。でも、僕以外の手練がいないことによる科学コミュニケーションの混乱は真摯に受け止めないといけないことです。今後の育成努力を通じて是正していこうと考えています。

川端　その上で、第一波の後の総括ということでは、西浦さんと一緒に『感染症の数理モデル』（培風館、２００８年）を書かれた東大の稲葉寿さん（大学院数理科学研究科・理学部教授）が、東大新聞オンラインのコラムで、こんなふうに書かれているんです。まず、「政府専門家会議のデータ分析チームしか計算ができなかったために、数理モデルに基づく専門家会議の対策指針に少なからぬ疑問や批判が呈されることになった」ということを述べた上で、「そうした批判の多くは数理モデルへの初歩的な無理解に基づくか、科学的判断を超えた政治的ないし行政的責任との混同に基づくといえる」と。そして、「モデルの仮定が常に現実の多様性をとらえきれていないというのは事実であり、そうした数理モデルの限界や特性をふまえて判断していく必要があるが、モデルなしに対策するのはスピードメータのない車を運転するようなものである」と結論しています。

これが自分としても実感に近くて、数理モデルの限界を踏まえた上で、それを羅針盤としていかに使っていくかというのがこれからのテーマだと思います。そもそも新興感染症というまったく未知のものに対して、最初の2ヵ月で、基本再生産数、潜伏期間と発症間隔、致命リスクや重症化率、といったことのかなりよい推定ができたのも、勘や水晶玉ではなく、数理モデルによって、ごく少ないデータから多くの情報を引き出せたからですよね。これがすぐに分からなかったら、もう五里霧中で、想像するだけでもぞっとします。そこを体験せずにすんだことは大きいです。

西浦　そうですね。致命リスクがどの程度でどんな被害が出る感染症なのか、そのベースの知識は最初の2ヵ月でかなり正確にわかりましたから。少なくとも経験と勘よりはよいコンパスを得たことになります。ただ、その実装には、専門性を政策判断の場にスムーズに浸透させることが最低限必要だと今回よくわかりました。今後、疫学や公衆衛生の専門家でこの状況を経験した人がいれば翻訳者になってもらうことができますし、国の研究機関で理論疫学の研究チームができて政府への翻訳を担う人が常駐できれば、なお理想的です。それくらいの高度なリテラシーが必要なんです。こうしたことが普通に受け入れられるようになれば、社会科学関係での動揺が起きることも少なくなるのでしょうね。

川端　そういった高度な部分はもちろんですが、もっと一般的なメディアレベルの議論でも、科学的な議論の特徴を押さえておくのも大事だと思いました。たとえば、なにかぽんと推定値があったとしても、それが絶対的に正しいと言っているわけではなくて、まずは真の値が入っているだろう範囲が示された上で、その「真ん中」にあたるところが代表値として出されるわけですよね。データが集まってくると、その推定の幅がどんどん狭まってどんどん確からしくなっていく。この流行の中では、静かな時には「なにもやらなくても自然と終息」とか、流行が大きくなってくる時期には、さすがに感染症専門の先生の言葉ではありませんが「2週間後にはニューヨークのようになる」とか、ありうる推定の幅の極端なところや、時にはそこから外れたところに至るまで、極端に安心したり心配したりする繰り返しでした。一方で、専門家の専門家たるゆえんは、その時点で手にしているデータから見える推定の幅をきちんとふまえてリスク管理の助言をするということでした。勘や占いではない、というのはそういうことだと思います。そして、その幅が次第に狭くなって、確かなことがだんだん増えていくというのを、我々はこの半年で体感してきたんですよね。

西浦　最初は政治家もどうしたらいいのかわからないし、一つの方向に向かっていくと反対側の方向からどよめきが起きる、というのが、緊急事態の中での感染症対策でした。その中で皆が厳しい目を寄せながら進んできているので、これからもそれが続けば大きな心配はいらないと思っています。日本の流行対策の特徴は、国民が監視をする中で進んできたということなんですよね。

ただ、第一波以降の反省も踏まえてやっておかなければいけないのは、この後、流行をどんな方向で制御するのか、国として明示的な意見と言いますか、コンセンサスを出しておくべき、ということです。このままゼロに近いような状態をいつも目指しながら、のらりくらりと上がったり下がったりというのを続けながらなんとかして3月か4月のワクチンを待つんだという方針にするのか、多少流行が大きくなることを是認しつつ経済政策を優先的に打つ方向を目指すのか（たとえ、それが科学的に見れば、流行をしっかり制御した場合と比較して決して経済優先の結果を生まなかったにしても）。明示的に自己矛盾のない方針を述べたほうが、国民の動揺や意見の乱立を防げるでしょう。制御が健康的でポジティブな方向に進んでいくよう、切に願っています。

あとがき

川端裕人

本書は、2020年2月、新型コロナウイルス感染症（COVID-19）の流行制御のために結成された「クラスター対策班」の中心的メンバーで、後に「8割おじさん」として知られるようになった西浦博（北海道大学教授、現・京都大学教授）が、流行初期から「第一波」を乗り切るまでの体験をまとめ、記したものだ。

1977年生まれの西浦は、日本では数少ない感染症の数理モデルの専門家である。

西浦が学生時代を過ごした20世紀から21世紀への変わり目の時期には、日本の医学研究の場において、感染症はマイナーなものだった。かつて日本国中に蔓延し多くの人々の命を奪ってきた、結核、腸チフス、赤痢、ジフテリア、日本脳炎といった、重大な感染症の多くはかなりのところ制圧されたと認識されており、がんや慢性疾患など、長寿を前提とした病気に比べて、相対的に重要性が低いとされていた。

しかし、諸外国では多少、状況が違ったようだ。

新興国ではマラリアや麻疹といった感染症が常に問題であったのはいうまでもなく、１９８０年代後半には新興国のみならず先進国でも新興ウイルスＨＩＶ（ヒト免疫不全ウイルス）感染によるエイズ（ＡＩＤＳ）が蔓延し、公衆衛生上の一大問題と認識されるようになった。１９９０年頃にはＢＳＥ（牛海綿状脳症）、ｖＣＤＪ（変異性クロイツフェルト・ヤコブ病）が衝撃を与え、さらには、２００２年に中国広東省で出現したＳＡＲＳ（重症急性呼吸器症候群）は翌03年、37ヵ国に飛び火して世界を震撼させた。新型インフルエンザによるパンデミックの危険性も認識され、これも世界的に共有される大きな課題となった。そんな中で、感染症にかかわるさまざまな学術分野は常に刺激され、発展していった。後に西浦が魅了される感染症の数理モデルも、１９８０年代以降、大きな進歩があったジャンルの一つだ。

一方、日本は、かつて熱帯に多くの植民地を持っていた欧米先進国のような「熱帯医学」（現在の新興国のさまざまな感染症を対象とした医学）との接点が薄く、また、ＨＩＶ感染症も比較的穏やかだったことなども重なり、感染症をめぐる学術分野が再点火しないまま21世紀を迎えた。さらに、２００２〜03年のＳＡＲＳは上陸せず、09年のＨ１Ｎ１パンデミックもそれほど大きな被害にはならず、それ自体は幸運でありつつも、半面で、感染症への備えも研究も相対的に優先順位の低いまま留めることにもつながった。

特に感染症を制御する感染症疫学は、日本では伝統的に研究者が少ない疫学の一分野でもあって、研究上も、実践上も、人材不足が続いていた。さらに、感染症疫学の数理的な応用部門である数理モデルの使い手ともなると、日本で学生を指導できる水準の研究室がなく、海外で教育を受けざるをえないというのが、世紀の変わり目の日本の実情だったのである。

西浦は宮崎医科大学（現・宮崎大学医学部）で学んでいた医学生時代に、中国での麻疹とポリオの予防接種事業に学生インターンとして参加し、その際、現場で運用されていた実用的でパワフルな数理モデルの魅力に取り憑かれた。

医学部を卒業後、まずは東京都立荏原病院の感染症科で研修医として臨床のトレーニングを受けた後、タイのマヒドン大学熱帯医学校で熱帯感染症の疫学に関するディプロマコースを修了した。その後、広島大学大学院に籍を置きつつ感染症数理モデルの世界的な研究の中心地であるイギリスのインペリアル・カレッジ・ロンドンで学び、博士の学位を取得。ポスドク（博士研究員）時代には、ドイツのエバーハルト・カール大学チュービンゲン医系計量生物学研究所、オランダのユトレヒト大学（本書でも何度も出てくる基本再生産数R_0のコンセプトの発祥地である）で研鑽を重ねた。2011年からは香港大学公衆衛生大学院の助理教授を務め、13年に東京大学大学院医学系研究科准教授として日本に戻ると、自らの研究室を主宰するだけでなく、「感染症数理モデルの研究教育コンソーシアム」を運営して、若手研究者、大学院生、感染症対策の従事者を対象にした短期コースを毎年提供し続けた。16年には北海道大学に移籍し、教授として「社会医学分野衛生学教室」の看板を掲げる。そして、4年が過ぎた20年には、「北大の西浦教授＝8割おじさん」として世に知られるようになったわけである。

感染症の数理モデルは、動植物の個体群動態に関心を持つ数理生態学や、人間集団の個体数、つまり、人口動態に関心を持つ人口学の分野で発展してきた数理モデルと類似する部分が多く（しばしば、同じ「数式」や同じ概念が使われる）、日本にも数理生態学、人口学分野の研究者は従来からいる。しかし、「感染症の数理モデル」に特化して究めようとしたのは西浦が最初であり、それゆえ、今、日本で、緊急対応が必要な感染症流行があった際、真のプロとして数理モデルを駆使し即時の対応ができるのは、西浦自身か西浦門下、という状況にある。

21世紀になって2回目のパンデミックとなった未知のコロナウイルス感染症が、日本国内に入ってきたまさに初動の時点から、西浦は、その技量を買われ、政策判断や合意形成のために資する分析データを提供する重要な役割を求められることになった。「感染症の数理モデル」が、日本において初めて感染症の流行中にリアルタイムで参照され「科学的根拠に基づいた政策決定」（Evidence-based policymaking）が実現する道筋が見えた瞬間でもあった。

しかし、物語は単純ではない。この耳慣れない学問を現実の政策に反映させ、同時に市民の行動変容を促す際、初歩的な概念のレベルでのコミュニケーションが必要で、西浦は結果的に科学コミュニケーション、リスクコミュニケーション上の冒険ともいえるような試みを「前のめり」になって行わざるをえなくなっていく。ときには、日本国民の運命を左右する導師のように目されることもあり、同時に大きな批判にもさらされた。

本書では、これまで日本では十分に活用されてこなかった（しかし世界的にはスタンダードになっている）、感染症の数理モデルの使い手である西浦が、この流行の中でどのように振る舞ったのか、西浦自身の言葉で語ってもらった。科学者としてどんな苦闘があったのか、政治、行政といかに切り結んだのか、為政者にだけでなく一般市民に「伝える」ということにおいてどんなことをせざるを得なかったのか、そして、それらの中でいかなる課題が見えてきたのか……等々、西浦自身の目を通した記録として提示した。

そのようなわけで、本書の幹となるのは、西浦自身の語りである。

ミッションを終えて生還した宇宙飛行士に対して行うような長時間の聞き取り《デブリーフィング》を、西浦と十数年来の知己である川端裕人（作家）が実施し、西浦が最初に示したレジュメの構成を尊重しつつ、川端が構成し直した上で、西浦が確認した。

もっとも、一人称の語りだけではどうしても全体が俯瞰しにくくなる部分が出てくるため、全体の序（プロローグ）、および、各章初めに、状況確認的なリードを、適宜、付け加えた。また、さらに、補足説明が必要だと判断した部分については、「コラム」という形で情報を書き加えた。コラムの部分には、川端の主観による情報整理という面が出ていることをお断りしておく。

川端が、本書の「聞き手」と構成を引き受けた経緯を述べておく。

２００７年に上梓した感染症疫学小説『エピデミック』（現在は、集英社文庫）の取材で、理論疫学的な知識を導入したく情報提供者を探していたところ、公衆衛生、国際保健、感染症疫学を幅広く見渡す群馬大学の中澤港（現・神戸大学教授）から、当時、チュービンゲン大学で修行中だった西浦を紹介してもらえた。以来、香港大学、東京大学、北海道大学にて研究体制をグレイドアップしていく姿を頼もしく見てきた。また、2019年7月には、講演のためにたまたま北海道大学を訪ねる機会があり、西浦の研究室を見学させてもらうこともできた。世界で新たな感染症の流行があると一気に畳み掛けるように初期対応的な研究を進めるパワフルなラボのありようを、強く印象付けられた。

そのような背景から、2020年の新型コロナ感染症の流行で西浦が果たした役割については、意外でもなんでもなく、まさに余人をもって代えがたいものであると最初から知っていたともいえる。

「第一波」が落ち着き、『中央公論』誌上で西浦と対談する機会を得、その流れで、西浦の体験を記録する企画が持ち上がった時、「それでは、聞き手と構成はぜひ」と立候補するのは自然な成り行きだった。

このような経緯と「座組み」で仕上がった本書の目論見は――

新型コロナウイルス感染症の流行の終息がまだ見えない中、最前線で感染症制御に奔走して「第一波」を乗り切った科学者が、その間、目の当たりにし、考え続けたことを共有する、ということにつきる。それは科学的なリアルタイムの分析を、いかに政策に反映させていくかという記録であると同時に、父権主義的《パターナリスティック》な対策の決定ではなく、情報を公開した上での意思決定支援《リスク・インフォームド・ディシジョン》に向かおうとする模索の記録でもある。

それらを広く共有することで、当面は続くであろうこの感染症との対峙の仕方について、ひとつの基準点を提供できるのではないかと期待している。また、メディアやSNSを通じて、時に錯綜するコミュニケーション上の問題にも、一石を投じることができるかもしれない。

よりよい明日を導くために、本書が多くの人に届くことを願っている。

第1章～終章　書き下ろし

対談「新たな波に立ち向かうために」は
『中央公論』二〇二〇年十二月号
「解禁ムードの今こそ、『隙を突くウイルス』の本質を伝えよう」
を加筆の上、再構成しました。

西浦 博

1977年大阪府生まれ。宮崎医科大学医学部卒業、広島大学大学院医歯薬総合研究科修了（保健学博士）。ロンドン大学、チュービンゲン大学、ユトレヒト大学、香港大学で専門研究と教育を経験。2020年8月より京都大学大学院医学研究科教授。専門は感染症数理モデルを利用した流行データの分析。厚生労働省新型コロナウイルスクラスター対策班で流行データ分析に取り組んだ。

川端裕人

1964年兵庫県生まれ。東京大学教養学部卒業。ノンフィクション作品に『PTA再活用論』『我々はなぜ我々だけなのか』（科学ジャーナリスト賞、講談社科学出版賞）『動物園から未来を変える』（共著）『「色のふしぎ」と不思議な社会――2020年代の「色覚」原論』など、小説作品に疫学者が主人公の『エピデミック』など、著書多数。

理論疫学者《りろんえきがくしゃ》・西浦博《にしうらひろし》の挑戦《ちょうせん》
新型《しんがた》コロナからいのちを守《まも》れ！

2020年12月10日　初版発行
2021年１月10日　３版発行

著　者　西《にし》　浦《うら》　博《ひろし》
　　　　川《かわ》端《ばた》裕《ひろ》人《と》

発行者　松田陽三

発行所　中央公論新社
〒100-8152　東京都千代田区大手町1-7-1
電話　販売 03-5299-1730　編集 03-5299-1740
URL http://www.chuko.co.jp/

ＤＴＰ　平面惑星
印　刷　大日本印刷
製　本　小泉製本

Printed in Japan　ISBN978-4-12-005359-7 C0095

定価はカバーに表示してあります。落丁本・乱丁本はお手数ですが小社販売部宛お送り下さい。送料小社負担にてお取り替えいたします。